融合型·新形态教材
复旦社云平台 fudanyun.cn

陈雅芳 颜晓燕·总主编

U0730969

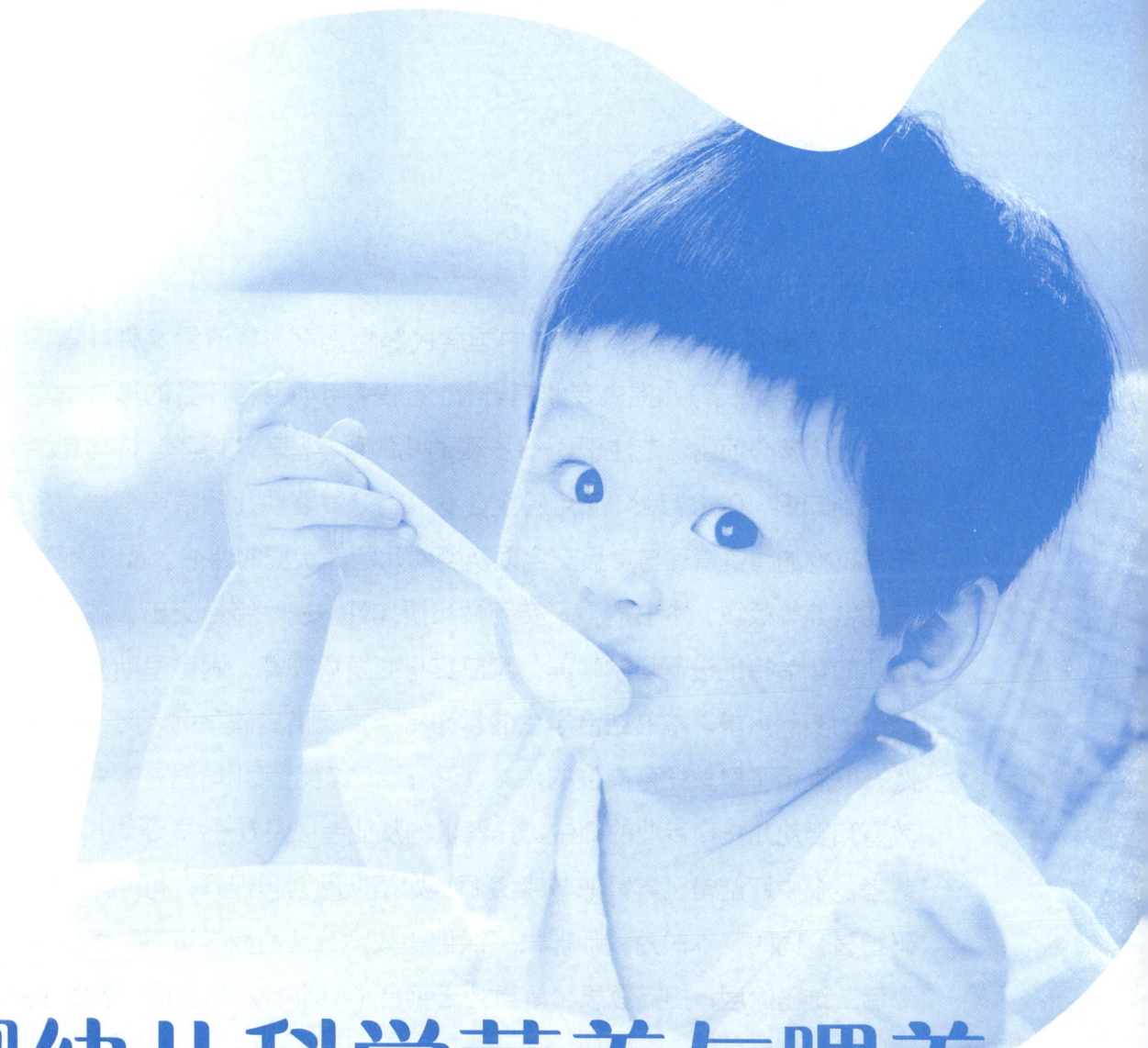

婴幼儿科学营养与喂养

主　编　林　娜

编　者　林　娜　戴巧玲　欧阳毅红　许环环

复旦大学出版社

内容提要

本书依据《学前教育法》《中国居民膳食指南》等政策文件，旨在"为师资培养与家长育儿提供专业指导"。全书采用项目和任务的形式编写，共分为七个核心项目，专注于0~3岁婴幼儿的科学营养与喂养。内容包括营养学基础知识，0~6月龄、7月龄至2岁、2~3岁婴幼儿的喂养指导，家庭及托育机构的膳食管理与食品安全以及婴幼儿营养状况的评估。通过案例分析、育儿宝典等板块，本书增强了实用性和操作性。编写特色突出，提倡根据婴幼儿的年龄特征进行科学喂养，顺应其身心发展规律，满足早期教育和托育岗位的实际需求。本书结合学生的学习特点，提供具体案例，融合理论与实践，既满足了早教托育岗位的需求，又贴合了实际育儿场景。本书适合早期教育和婴幼儿托育专业的师生、托育机构从业者以及0~3岁婴幼儿家长阅读参考。书中还配备了丰富的数字资源，如拓展阅读和视频，可通过扫描二维码查看；同时，本书为教师提供了课件和教案等辅助教学资源，读者可刮开书后二维码涂层，扫描登录"复旦社云平台（fudanyun.cn）"下载查看。

"婴幼儿教养系列教材"编委会

总 主 编：陈雅芳　颜晓燕
副总主编：许琼华　洪培琼
高等院校委员：

曹桂莲　林　娜　孙　蓓　刘丽云　刘婉萍　许　颖　孙巧锋　公燕萍　林　競

邓诚恩　郭俊格　许环环　谢亚妮　练宝珍　张　洋　姚丽娇　柯　瑜　黄秋金

冯宝梅　洪安宁　林晓婷　候松燕　郑丽彬　王　凤　戴巧玲　夏　佳　林淳淳

行业企业委员：

陈春梅（南安市宏翔教育投资有限公司教学顾问、泉州工程职业技术学院继续教育学院副院长）

李志英（泉州幼儿师范高等专科学校附属东海湾实验幼儿园党支部书记、园长）

黄阿香（泉州幼师附属幼儿园党支部书记、园长）

欧阳毅红（泉州市丰泽幼儿园党支部书记、园长）

褚晓瑜（泉州市刺桐幼儿园党支部书记、园长）

吴聿霖（泉州市丰泽区教师进修学校幼教教研室主任）

郑晓云（泉州市丰泽区实验幼儿园党支部书记）

李嫣红（泉州市台商区湖东实验幼儿园党支部书记、园长）

陈丽坤（晋江市实验幼儿园党支部书记、园长）

何秀凤（晋江市第二实验幼儿园党支部书记、园长）

柯丽容（晋江市灵源街道灵水中心幼儿园园长）

张珊珊（晋江市灵源街道林口中心幼儿园园长）

王迎迎（晋江市金井镇毓英中心幼儿园园长）

庄妮娜（晋江市明心爱萌托育集团教学总监）

孙小瑜（泉州市丰泽区信和托育园园长）

庄培培（泉州市海丝优贝婴幼学苑教学园长）

林文勤（泉州市博博宝贝托育服务有限公司园长）

郑晓燕（福建省海丝优贝托育服务有限公司园长）

黄巧玲（福州鼓楼国投润楼教育小茉莉托育园园长）

林远龄（厦门市实验幼儿园党支部书记、园长）

钟美玲（厦门市海沧区实验幼儿园党支部书记、园长）

黄小立（厦门市翔安教育集团副校长）

简敏玲（漳州市悦芽托育服务中心园长）

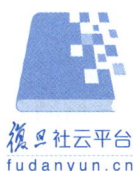

复旦社云平台
数字化教学支持说明

　　为提高教学服务水平，促进课程立体化建设，复旦大学出版社建设了"复旦社云平台"，为师生提供丰富的课程配套资源，可通过"电脑端"和"手机端"查看、获取。

【电脑端】

　　电脑端资源包括PPT课件、电子教案、习题答案、课程大纲、音频、视频等内容。可登录"复旦社云平台"（fudanyun.cn）浏览、下载。

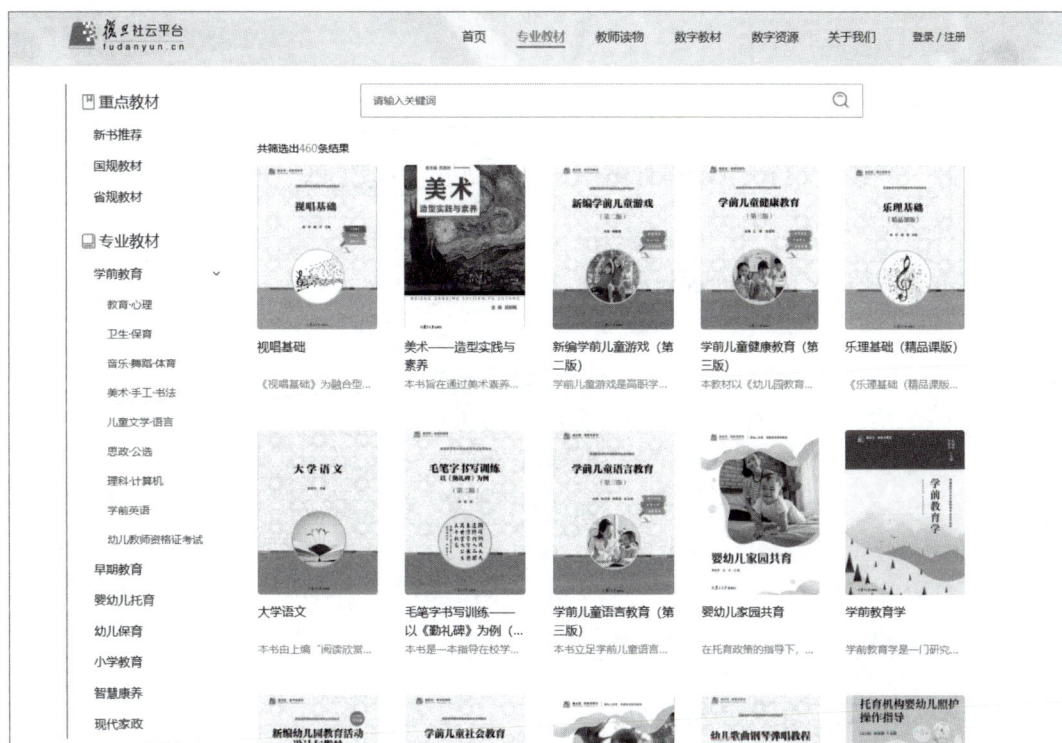

　　Step 1　登录网站"复旦社云平台"（fudanyun.cn），点击右上角"登录／注册"，使用手机号注册。

　　Step 2　在"搜索"栏输入相关书名，找到该书，点击进入。

　　Step 3　点击【配套资料】中的"下载"（首次使用需输入教师信息），即可下载。音频、视频内容可点击【数字资源】，搜索书名进行浏览。

PPT 课件、音视频、阅读材料：用微信扫描书中二维码即可浏览。

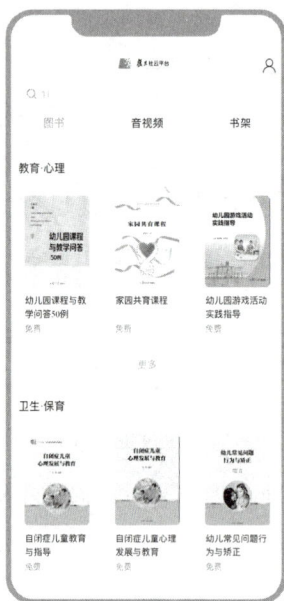

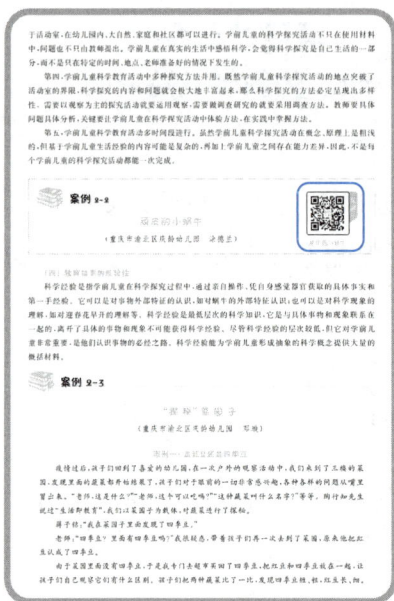

扫码浏览 ➡

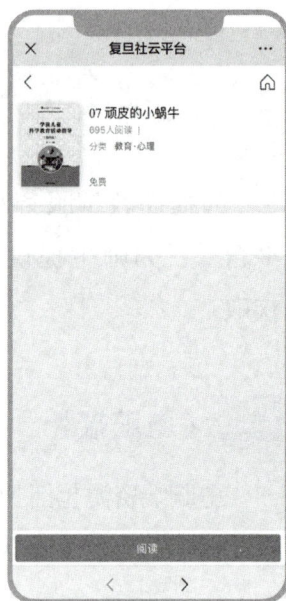

📖 【更多相关资源】

更多资源，如专家文章、活动设计案例、绘本阅读、环境创设、图书信息等，可关注"幼师宝"微信公众号，搜索、查阅。

平台技术支持热线：029-68518879。

"幼师宝"微信公众号

✏ 【本书配套资源说明】

1. 刮开书后封底二维码的遮盖涂层。

2. 使用手机微信扫描二维码，根据提示注册登录后，完成本书配套在线资源激活。

3. 本书配套的资源可以在手机端使用，也可以在电脑端用刮码激活时绑定的手机号登录使用。

4. 如您的身份是教师，需要对学生使用本书的配套资料情况进行后台数据查看、监督学生学习情况，我们提供配套教师端服务，有需要的教师请登录"复旦社云平台"（fudanyun.cn），点击"教师监控端申请入口"提交相关资料后申请开通。

　　人生百年,立于幼学。0～3岁婴幼儿的早期教育与照护是学前教育与终身教育的开端,不仅关系着儿童的健康成长,也关系到千家万户的幸福和谐与国家未来人才的综合素质。习近平总书记指出,要大力发展普惠托育服务体系,显著减轻家庭生育、养育及教育负担。党的二十大报告指出:深入贯彻以人民为中心的发展思想,在幼有所育上持续用力。坚持以推动高质量发展为主题,建设教育强国,办好人民满意的教育。2022年7月,国家卫生健康委、国家发展改革委等17部门联合印发《关于进一步完善和落实积极生育支持措施的指导意见》,也明确提出提升托育服务质量。在此背景下,国家迫切需要建设一支"品德高尚、富有爱心、敬业奉献、素质优良"的婴幼儿照护服务队伍,开展托幼专业师资人才培养培训并编写相应的专业教材成为当务之急。泉州幼儿师范高等专科学校在2014年编写了"0～3岁儿童早期教育"系列教材,在此基础上,我们再次组织高校、幼儿园和托育机构的教师团队,对本套丛书进行编写和修订。

　　本丛书以习近平新时代中国特色社会主义思想为指导,贯彻落实党中央关于托育工作的决策部署,依据《国务院办公厅关于促进3岁以下婴幼儿照护服务发展的指导意见》(国办发〔2019〕15号)、《托育机构保育指导大纲(试行)》《国家卫生健康委办公厅关于印发3岁以下婴幼儿健康养育照护指南(试行)的通知》(国卫办妇幼函〔2022〕409号)、《托育从业人员职业行为准则(试行)》等政策、法规的精神要求,全面落实立德树人根本任务,通过教材建设,满足专业人才培养需求。本套教材拟从以下三个方面回应当前托育发展的现状。一是破解托育服务行业快速发展与专业人才供给不足的矛盾,为婴幼儿教育提供可持续、专业化的服务和指导。二是弥补高校早期教育、托育服务专业教材系列化的缺失,助推人才培养,建立与托育服务产业链相配套的人才链,为各院校提供前沿教材参考,从人才培养的源头保障托育服务专业化水平的提升。三是助力解决公办托育一体化服务、社区配套托育服务中科学养育方案和教材内容欠缺等难题,助推"托幼一体化"模式和多形式普惠托育服务模式形成,促进托育机构多样化健康发展。

　　本丛书依照中华人民共和国国家标准《0～3岁婴幼儿居家照护服务规范》《家政服务母婴生活护理服务质量规范》,对照教育部《早期教育专业教学标准》《婴幼儿托育服务与管理专业教学标准》,融合思政教育,对接工作岗位,以任务驱动、问题导向的岗课赛证贯通的体系编排内容,呈现"项目导读、学习目标、知识导图、案例导入、内容阐释、育儿宝典、任务思考、实训实践、赛证链接"的编写体例,突出职业性、科学性与实用性三大特色。此外,教材还内置二维码链接视听资源、课程资源与典型案例,形成数字化教材体系,支持线上线下混合式教学。实现纸质教材与数字资源的结合,体现"互联网＋"新形态一体化教材的编写理念。

　　本丛书组建专业编写团队,汇聚学前教育、早期教育和托育服务与管理专业的专家学者,联合高职高专院校、幼儿园、早教和托育机构等相关教师参与编写,共同打造涵盖0～3岁婴幼儿"卫生保健、心理发展、早期教育、环境创设、营养喂养、动作发展、言语发展、游戏指导、艺术启蒙、情感与社会性发展、观察评价、亲子活动、家庭教养"等14本系列教材,体现专业性、系列化和全视域特点。

　　本丛书中的8本教材《婴幼儿卫生与保健》《婴幼儿心理发展》《早期教育概论》《婴幼儿亲子活动设计与指导》《婴幼儿游戏指导》《婴幼儿活动设计与指导(动作发展)》《婴幼儿活动设计与指导(言语发展)》《婴幼儿活动设计与指导(艺术启蒙)》,历经十余年教学实践检验后,结合当代托育服务新理念进行全新修订;另6本教材《婴幼儿科学营养与喂养》《婴幼儿活动设计与指导(社会性发展)》《婴幼儿活动设计与指导(综合版)》《婴幼儿行为观察与发展评价》《婴幼儿教养环境创设与利用》《婴幼儿家庭教养指导与咨询》则是最新编写,能够较好地融合校企合作、双元育人的有效做法,体现理论与实践密切结合的特点。

本丛书由陈雅芳、颜晓燕担任总主编,许琼华、洪培琼担任副总主编,统筹全书策划与审校工作。各本教材的主编分别为:洪培琼、许环环主编《婴幼儿卫生与保健》、孙蓓主编《婴幼儿心理发展》、刘丽云主编《早期教育概论》、林娜主编《婴幼儿科学营养与喂养》、陈春梅主编《婴幼儿活动设计与指导(动作发展)》、颜晓燕主编《婴幼儿活动设计与指导(言语发展)》、公燕萍主编《婴幼儿活动设计与指导(艺术启蒙)》、许琼华主编《婴幼儿活动设计与指导(社会性发展)》、邓诚恩主编《婴幼儿活动设计与指导(综合版)》、曹桂莲主编《婴幼儿亲子活动设计与指导》、孙巧锋主编《婴幼儿游戏指导》、许颖主编《婴幼儿行为观察与发展评价》、林竞主编《婴幼儿教养环境创设与利用》、郭俊格主编《婴幼儿家庭教养指导与咨询》。

本丛书符合职前早期教育、托育服务与管理等专业课程的开设需求,符合职后相关教育工作者职业能力的发展需求,同时也为家长提供科学育儿参考,适宜高校教师和学生,早教和托育机构的教育工作者、研究者以及广大家长使用。同时,本丛书也被列入泉州市托育综合服务中心规划教材。

打造高品质的专业教材是编写组的初衷,助力广大学生、教师和家长共同守护婴幼儿的健康发展是编写组不变的初心!由于编者水平有限,书中不妥之处,恳请读者批评指正!

"婴幼儿教养系列教材"编委会

前言

膳食与营养状况是衡量一个国家和地区经济社会发展、卫生保健水平以及人口健康素质的关键指标，是国家繁荣、民族强盛、人民幸福的重要标志。党的二十大报告强调，要推进健康中国建设，将保障人民健康置于优先发展的战略地位，完善促进人民健康的策略。《国民营养计划（2017—2030年）》明确指出，应将营养纳入所有健康政策，持续满足群众对营养健康的需求，提升全民健康水平，为构建健康中国打下坚实基础。

婴幼儿的营养与健康是全民健康的基础，必须从根源上提升国民的健康水平。0～3岁是生长发育最为迅猛的阶段，也是健康体魄形成的关键时期。一个健康的身体是儿童全面发展的基石。因此，特别需要在生长发育、营养等方面提供科学的指导。本教材将"营养和喂养"的研究范围聚焦于0～3岁婴幼儿阶段，尊重0～3岁婴幼儿身心发展的规律，把握每个阶段生长发育所需的营养及要点，从而促进婴幼儿的健康成长。

本教材的编写思路、写作提纲由林娜提出和拟定；颜晓燕提出了编写要求并审定了提纲；陈雅芳教授在编写过程中组织了编写者的集体讨论、修改和完善。全书由林娜整理、加工和完善，最终由陈雅芳教授审阅、定稿。全书共分七章，第一、七章由泉州幼儿师范高等专科学校戴巧玲编写；第二至五章由泉州幼儿师范高等专科学校林娜编写；第六章由泉州幼儿师范高等专科学校林娜和泉州市丰泽幼儿园欧阳毅红共同编写。本教材立足早教、婴幼儿托育服务与管理等专业的学习需求，系统整合了0～3岁婴幼儿营养与喂养的相关概念、理论和方法，兼具理论深度和针对性，同时结合了大量实践和具体操作，也非常适合用作指导家长、照护者的培训教材。

在编写本教材的过程中，我们参考了国内外众多专家、学者和同仁的研究成果，引用广泛，未能一一注明，特此说明，并向所有原作者表示歉意和感谢。

鉴于0～3岁婴幼儿科学营养与喂养的理论与实践尚处于探索阶段，加之编写者能力有限，教材中难免存在不足之处。我们诚挚地请求广大读者提出批评和指正！

目 录

项目一 认识营养学基础知识

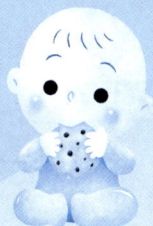

💡 项目导读

在婴幼儿成长过程中,能量和营养素对其健康发育至关重要。能量维持婴幼儿的基础代谢、生长发育等活动,而蛋白质、脂类、碳水化合物等各类营养素,分别承担着构建组织、提供能量、调节生理等关键作用,缺乏或过量摄入营养素均会影响婴幼儿健康,合理摄入才能保障其正常生长发育。

本项目聚焦于营养学基础知识,深入剖析婴幼儿能量的消耗途径、需要量以及能量失衡带来的影响,强调能量平衡对婴幼儿健康的重要性。同时,详细介绍蛋白质、脂类、碳水化合物、维生素、矿物质、水和膳食纤维这七大类营养素,包括它们的生理功能、缺乏或过量的临床表现、膳食参考摄入量以及主要食物来源,帮助大家树立正确的营养观念,依据科学知识为婴幼儿提供合理的饮食,助力他们健康茁壮成长。

📖 学习目标

1. **知识目标**:掌握婴幼儿的能量需要及能量平衡,各类营养素的生理功能、缺乏或摄入过量的临床表现、膳食参考摄入量、主要食物来源等。
2. **能力目标**:运用所学知识分析或指导营养相关问题。
3. **素养目标**:体会营养素对婴幼儿健康成长的重要性,强化保障婴幼儿生命健康的责任意识。

⚙️ 知识导图

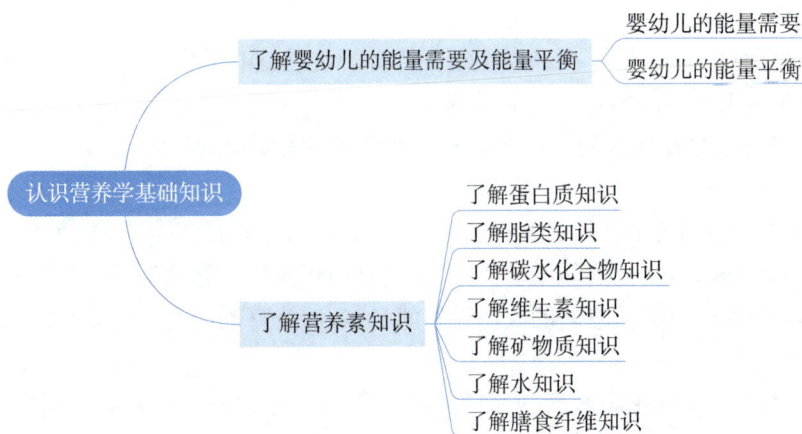

任务一　了解婴幼儿的能量需要及能量平衡

案例导入

　　午餐时,小朋友都在专心吃饭,然然突然提问:"刘老师,怎么又要吃东西呀? 为什么要吃这么多次饭,还有水果、点心,我们每天吃这么多饭都到哪里去了?"然然的提问引发了孩子们的热烈讨论。刘老师决定围绕这个话题开展一次专题教育活动。

　　人体维持生命、进行活动和保证正常生理功能均需一定的能量,又称热能。人体每时每刻都在消耗热能,这些热能来自食物中产热的营养素。食物中能产热的营养素主要是蛋白质、脂肪和碳水化合物,它们经过氧化产生热能,满足机体的需要。蛋白质、脂肪、碳水化合物在体内每克能产生并供应机体消耗的热能分别是 4 kcal、9 kcal 和 4 kcal(1 kcal＝4.184 kJ)。

　　三大产能营养素在体内都有其特殊的生理功能并且彼此影响,如碳水化合物与脂肪的相互转化及它们对蛋白质的节约作用。因此,三者在总能量供给中应有一个恰当的比例。

　　根据我国的饮食特点,成人碳水化合物供给的能量以占总能量的 55%～65%、脂肪占 20%～30%、蛋白质占 10%～15%为宜。年龄越小,蛋白质及脂肪供能所占比例越相应增加。

一、婴幼儿的能量需要

(一) 婴幼儿的能量消耗

人的一切活动都需要能量。人的能量消耗主要体现在以下几个方面。

1. 基础代谢

机体在空腹、安静、体温正常、卧床、清醒的状态下,在适宜的温度(18～25℃)环境中维持基本生命活动时所消耗的能量叫基础代谢。基础代谢的能量用于维持机体体温、呼吸、心跳、胃肠蠕动、神经腺体活动等需要。

单位时间内人体每平方米体表面积所消耗的基础代谢热能称为基础代谢率。由于婴幼儿生理活动比较活跃,体表面积与体重的比值比成人大,因此其基础代谢率相对较高。1 岁以内的婴儿,每千克体重每日基础代谢约需 55 kcal,7 岁儿童每千克体重每日基础代谢约需 44 kcal。婴幼儿每日热能消耗中约有 60%为基础代谢。

2. 食物热效应

食物热效应也称食物特殊动力作用,是人体在摄食过程中引起的额外能量消耗,是人体在摄食后对营养素消化、吸收、合成、代谢等一系列转化过程中所消耗的能量。

3. 生长发育

生长发育的能量消耗是婴儿、儿童和青少年所特有的,主要包括两个方面:一是合成新组织所需要的能量;二是储存在新组织中的能量。在婴儿出生后的前 3 个月,这部分能量约占其总能量需要量的35%;12 月龄时降到总能量需要量的 3%;2 岁时约为总能量需要量的 2%。

4. 动作需要

人不论从事任何活动都要消耗能量。在从事一定的体力和脑力活动时都会消耗相应的能量。一般说,动作强度大、持续时间长,消耗的能量较多;需要动脑筋解决的问题消耗的能量比容易的问题消耗的能量多。动作的熟练程度、灵活性较差的人消耗的能量多,活泼好动的儿童比安静的儿童消耗能量多。

5. 排泄的损失

摄入人体的食物有少量未被吸收而随粪便排出。此部分通常相当于基础代谢的 10%。当有腹泻或肠道功能紊乱时可成倍增加。

（二）婴幼儿的能量需要量

能量需要量(enercy requirement，EER)是指长期保持良好的健康状态，维持良好的体型、机体构成以及理想活动水平的个体或群体，达到能量平衡时所需要的膳食能量摄入量。婴幼儿的能量需要量包括两部分：每日总能量消耗量和组织生长的能量储存量。根据《中国居民膳食营养素参考摄入量（2023版）》0～6岁婴幼儿膳食能量需要量如表1-1-1所示。

表1-1-1　0～6岁婴幼儿膳食能量需要量　　　　　（单位：kcal/d）

年龄	男性	女性
0～6 月	90	90
7～12 月	75	75
1～2 岁	900	800
2～3 岁	1 100	1 000
3～4 岁	1 250	1 150
4～5 岁	1 300	1 250
5～6 岁	1 400	1 300
6 岁以上	1 600	1 450

二、婴幼儿的能量平衡

正常情况下，人体热能的需要与食欲相适应。食欲得到满足，体重又维持在正常水平，即说明所摄入的热能是恰当的。人体能量代谢的最佳状态是达到能量消耗与能量摄入的平衡。这种能量平衡(energy balance)能使机体保持健康状态，相对的能量代谢失衡即能量处于缺失或过剩的状态对身体健康都有不利影响。

对于处于生长发育期的婴幼儿来说，热能供给不足会影响其他营养素在体内的利用，并往往动用体内储存的蛋白质、脂肪和碳水化合物，满足机体的生理需要，导致消瘦，影响生长发育；热能供给过多，则可发生婴幼儿和儿童肥胖，儿童时期过度肥胖，可导致中老年疾病如高血脂、高血压、心血管疾病等高发。近年来儿童肥胖每年以7%～8%的速度递增，严重地影响了儿童的身心健康，儿童高血脂、高血压、心血管疾病、糖尿病等常有报道，应引起高度的重视。

育儿宝典

控脂食物信号灯

拒绝红灯食物

这类食物主要包括富含动物性油脂的食物、过量油脂烹调、胆固醇过高的食物。前者主要包括猪油、牛油、羊油等及动物的可见脂肪部分，如肥肉、奶油、皮脂等；油炸、油煎的油腻食物，如炸薯条、炸糕，以及用椰子油、棕榈油、氢化奶油所制作的食物，如油炸的薯片、方便面、奶油蛋糕等；胆固醇过高的食物主要包括动物内脏（脑、肝、腰子、心等）、蟹黄、鱼卵、虾卵等。总之，看到它们，马上就要亮起选择的红灯，毅然拒绝。

慎选黄灯食物

就像看到黄灯是提醒来往车辆缓慢行驶一样，黄灯食物提醒我们选择营养丰富味道鲜香的"黄色"食物时，绝不能摄入过量。这类食物包括富含油脂的种子类食物，如花生、腰果、核桃、瓜子等坚果或核果，每天可以吃不超过手心的一小把的量，20 g左右为宜。还有植物来源的烹调油也要适量选用，包括大豆油、花生油、葵花籽油、橄榄油、玉米油等，全日烹调用油以每人 25～30 g 为宜,大约是小汤勺 3 勺的量。

放心绿灯食物

我们看到绿灯食物可以安心"通过",放心选择。绿灯食物不仅不会引起血脂升高,对降低高血脂、保护心脑血管还将起到非常有益的作用。这类食物主要是富含水溶性膳食纤维的燕麦、大麦、富含果胶的水果等,它们能增加体内胆固醇的排泄,降低血清胆固醇浓度。除此之外,绿灯食物还包括富含碘的海带和某些藻类,富含镁的绿叶蔬菜。

任务思考

1. 简述能量的主要来源。
2. 简述婴幼儿能量消耗的途径及其能量需要量。

任务二　了解营养素知识

案例导入

托班黄老师发现很多孩子不吃蔬菜,经常剩下很多。调查时,很多孩子说:"我喜欢吃肉,不喜欢吃蔬菜。"针对这一情况,黄老师开展了一系列教育活动,如带领孩子们参观菜市场,认识不同的食物;在餐前时段播放相关动画片,让孩子们了解不同食物含有不同营养价值;每次就餐前,生动形象地介绍当餐食物。经过系列主题活动,黄老师惊喜地发现,孩子们餐盘中剩余的蔬菜越来越少了。

营养是人体从外界摄取、消化、吸收、代谢和利用食物中营养素来维持生命活动的全过程,它是一种全面的生理过程,而不是专指某一种养分。人体维持生命必须从外界摄取食物,食物中含有的能维持人体正常生理功能、促进生长发育和健康的化学物质称为营养素。依据其化学性质和生理功能,人体所需营养素分为七大类,包括蛋白质、脂类、碳水化合物、矿物质、维生素、水和膳食纤维。其中,蛋白质、脂类、碳水化合物能够产生能量,被称为产能营养素;矿物质、维生素、水和膳食纤维不能产生能量,被称为非产能营养素。人类为维持正常生理功能满足劳动及工作的需要,必须每日从外界摄取充足的食物。

一、了解蛋白质知识

蛋白质是生命的基础。它不仅是构成人体组织的基本材料,而且是机体合成多种具有特殊生理功能物质的原料,同时也是一种产能营养素。由于蛋白质与人体的生长发育及健康有着非常密切的关系,因此,蛋白质的营养状况受到高度重视。

(一) 蛋白质的组成和分类

1. 蛋白质的元素组成

蛋白质是自然界中一大类有机物。从各种动植物组织中提取的蛋白质,经元素分析,其组成为:碳(50%～55%)、氢(6.7%～7.3%)、氧(19%～24%)、氮(13%～19%)及硫(0%～4%);有些蛋白质还含有磷、铁、碘、锰及锌等元素。由于碳水化合物和脂肪中仅含碳、氢、氧,不含氮,所以蛋白质是人体氮的唯一来源,碳水化合物和脂肪不能代替。

蛋白质的含氮量平均约为 16%,每克氮相当于 6.25 g 蛋白质(称折算系数),则样品中蛋白质的百分含量(g%)＝每克样品中含氮量(g)×6.25×100%。

2. 氨基酸

蛋白质分子是生物大分子,其基本构成单位是氨基酸,各氨基酸按一定的排列顺序由肽键(酰胺键)连接。由于其排列顺序的不同,链的长短不一,以及空间结构的异同,构成了无数种功能各异的蛋白质。

(1)必需氨基酸:必需氨基酸是指人体不能自行合成或合成速度不能满足机体需要,必须从食物中直接获得的氨基酸。构成人体蛋白质的氨基酸有 20 多种,其中 9 种氨基酸为必需氨基酸,它们是亮氨酸、异亮氨酸、赖氨酸、苏氨酸、蛋氨酸、色氨酸、苯丙氨酸、缬氨酸和组氨酸。其中组氨酸是婴儿的必需氨基酸。

(2)条件必需氨基酸:半胱氨酸和酪氨酸在体内分别由蛋氨酸和苯丙氨酸转变而来,如果膳食中能直接提供半胱氨酸和酪氨酸,则人体对蛋氨酸和苯丙氨酸的需要可分别减少 30％和 50％。所以半胱氨酸和酪氨酸这类可以减少人体对某些必需氨基酸需要量的氨基酸,称为条件必需氨基酸,或半必需氨基酸。

(3)非必需氨基酸:非必需氨基酸是指人体可以自身合成,不一定需要从食物中直接提供的氨基酸。常见的非必需氨基酸有:甘氨酸、天门冬氨酸、天门冬酰胺、谷氨酸、谷氨酰胺、脯氨酸、丝氨酸、精氨酸、胱氨酸和丙氨酸等。非必需氨基酸并非人体内不需要,只是可以在体内合成,食物中缺少了也无妨。人类幼年时,在体内合成氨基酸能力有限的情况下机体对精氨酸的需要相对来说也是必需的。总之,从营养学的观点来看,上述氨基酸均需要,它们都是机体蛋白质的建造材料。前文所述的 9 种必需氨基酸则是食物蛋白质的关键成分。此外,牛磺酸(氨基乙酸)尽管并非蛋白质的组成成分,但也是婴幼儿所必需的。

3. 蛋白质的分类

蛋白质的化学结构非常复杂,大多数蛋白质的化学结构尚未阐明,因此无法根据蛋白质的化学结构进行分类。在营养学上按营养价值分类如下。

(1)完全蛋白质:完全蛋白质是指所含必需氨基酸种类齐全、数量充足、比例适当,不但能维持成人的健康,还能促进婴幼儿生长发育的蛋白质。如乳类中的酪蛋白、乳白蛋白;蛋类中的卵白蛋白、卵球蛋白;肉类中的白蛋白、肌蛋白;大豆中的大豆蛋白;小麦中的麦谷蛋白;玉米中的谷蛋白等。

(2)半完全蛋白:半完全蛋白是指所含必需氨基酸种类齐全,但有的氨基酸数量不足、比例不适当,可以维持生命,但不能促进生长发育的蛋白质。如小麦中的麦胶蛋白等。

(3)不完全蛋白质:不完全蛋白质是指所含必需氨基酸种类不全,既不能维持生命,也不能促进生长发育的蛋白质。如玉米中的玉米胶蛋白,动物结缔组织和肉皮中的胶质蛋白等。

一般而言,动物性食物的蛋白质所含的必需氨基酸种类较齐全,构成比例合理,与人体蛋白质的组成相似,容易被人体吸收,因而其营养价值较高;而植物性食物的蛋白质所含必需氨基酸种类不够齐全,构成比例不太符合人体需求,故营养价值较低,但是大豆及其制品除外,其蛋白质的营养价值与肉类相近,因此通常把动物性蛋白质和大豆蛋白质称为优质蛋白质。

(二)蛋白质的生理功能

1. 构成和修复组织

蛋白质是一切生命的物质基础,是人体细胞的重要组成部分,是人体组织更新和修补的主要原料。蛋白质是构成组织、器官的重要成分,人体各组织、器官无一不含蛋白质。例如人体细胞中除水分外,蛋白质约占细胞内物质的 80％;肌肉组织、心、肝、肾等器官中均含有大量的蛋白质;骨骼、牙齿、指甲、趾甲内也含有大量蛋白质。因此构成机体组织器官的成分是蛋白质最重要的生理功能。身体的生长发育可视为蛋白质的不断积累过程,因此蛋白质对生长发育期的婴幼儿尤为重要。

人体内各种组织细胞的蛋白质始终在不断更新,例如,人血浆蛋白质的半衰期约为 10 天,肝脏中大部分蛋白质的半衰期为 1～8 天,某些蛋白质的半衰期很短,只有数秒钟。因此只有摄入足够的蛋白质,才可能维持细胞的更新,身体受伤后也需要充足的蛋白质作为修复材料。

2. 调节生理功能

机体生命活动能够有条不紊地进行,依赖于多种具有生物活性的物质进行调节,蛋白质在体内是构成多种重要生理活性物质的成分,参与调节生理功能。例如,核蛋白构成细胞核并影响细胞功能;酶蛋白能促进食物消化、吸收和利用;免疫蛋白可维持机体的免疫功能;收缩蛋白(如肌球蛋白)具有调节肌肉收缩的功能;血液中的脂蛋白、运铁蛋白、视黄醇结合蛋白等具有运送营养素的作用;血红蛋白能够携带、运输氧;白蛋白可以调节渗透压、维持体液平衡;由蛋白质或蛋白质衍生物构成的某些激素,如垂体激素、甲状腺素、胰岛素、肾上腺素等,均是机体的重要调节物质。

3. 供给能量

蛋白质在体内降解生成氨基酸后,可以直接或间接经三羧酸循环氧化分解,同时释放能量,是人体的能量来源之一。由于蛋白质的供能功能可以由碳水化合物和脂肪所代替,因此,供能是蛋白质的次要功能。

(三) 缺乏与摄入过量的临床表现

1. 缺乏症状

蛋白质的缺乏往往会伴随能量的缺乏,导致蛋白质-能量营养不良。婴幼儿处于生长发育阶段,对蛋白质-能量的不足更为敏感,更容易出现蛋白质-能量营养不良情况。蛋白质缺乏的临床表现为疲倦、体重减轻、贫血、免疫和应激能力下降、血浆蛋白质含量下降,尤其是白蛋白降低,并出现营养性水肿。当人体蛋白质丢失大于20％时,生命活动就会被迫停止。

2. 摄入过量的临床表现

婴幼儿过量摄入蛋白质加速骨骼生长,致骨龄偏高,但蛋白质摄入过量会加重婴幼儿肾脏的运作负担。这是因为蛋白质的代谢产物——氨需要经肝脏转化,再由肾脏排泄。婴幼儿排泄氨的功能要等到2岁时才能达到成人水平。因此,一旦超量的蛋白质进入婴幼儿体内,其身体的排氨功能便会难以应对,使得婴幼儿原本就未发育完全的肾脏超负荷运作,长此以往,可能对肾脏造成严重损害。

(四) 膳食蛋白质参考摄入量

膳食营养素参考摄入量(dietary reference intakes,DRIs)是为了保证人体合理摄入营养素,避免缺乏或过量,在推荐膳食营养素供给量(recommended dietary allowance,RDA)的基础上发展起来的每日平均膳食营养素摄入量的一组参考值。膳食营养素参考摄入量主要包括平均需要量、推荐摄入量、适宜摄入量、可耐受最高摄入量4个指标。

平均需要量(estimated average requirement,EAR)指某一特定性别、年龄及生理状况群体中个体对营养素需要量的平均值。推荐摄入量(recommended nutrient intake,RNI)指可以满足某一特定性别、年龄及生理状况群体中绝大多数个体(97％～98％)需要量的某种营养素摄入水平。适宜摄入量(adequate intake,AI)指通过观察或实验获得的健康群体中的个体对某种营养素的摄入量。当某种营养素的个体需要量研究资料不足而不能计算出平均需要量,从而无法推算推荐摄入量时,可通过设定适宜摄入量来代替推荐摄入量。可耐受最高摄入量(tolerable upper intake level,UL)指平均每日摄入营养素的最高限量。

人体对蛋白质的需要与年龄、性别、活动量(或劳动强度)、所处环境等因素有关。对婴幼儿来说,生长发育所需是更为重要的因素,其所摄食的氮量应该大于所排出的氮量,才能满足婴幼儿生长发育的需要,生理学称为正氮平衡。整个婴幼儿时期都必须使机体保持正氮平衡,而且年龄越小,生长发育越快,所需的蛋白质量越多。根据《中国居民膳食营养素参考摄入量(2023版)》,婴幼儿每日膳食中蛋白质的参考摄入量为9～30 g(表1-2-1),其中优质蛋白质应占50％。

表1-2-1 婴幼儿膳食蛋白质参考摄入量

年龄/阶段	EAR(g/d)		RNI(g/d)	
	男性	女性	男性	女性
0～0.5岁	—	—	9(AI)	9(AI)
0.5～1岁	—	—	17(AI)	17(AI)

（续表）

年龄/阶段	EAR(g/d)		RNI(g/d)	
	男性	女性	男性	女性
1～2岁	20	20	25	25
2～3岁	20	20	25	25
3～4岁	25	25	30	30
4～5岁	25	25	30	30
5～6岁	25	25	30	30

注："—"表示未制定或未涉及。

（五）蛋白质的食物来源

食物蛋白质可分为植物性蛋白质和动物性蛋白质两大类。植物蛋白质中,谷类含蛋白质10%左右,是膳食蛋白质的主要来源。豆类含有丰富的蛋白质,大豆蛋白质含量高达36%～40%,氨基酸组成比较合理,利用率也较高,是植物蛋白质中的优质蛋白质。

蛋类含蛋白质11%～14%,是优质蛋白质的重要来源。鸡蛋的氨基酸组成与人体蛋白质氨基酸模式最为接近,被称为理想蛋白质。奶类(牛奶)一般含蛋白质3%～3.5%,是婴幼儿除母乳外蛋白质的最佳来源。肉类包括禽、畜和鱼的肌肉。新鲜肌肉含蛋白质15%～22%,肌肉蛋白质营养价值优于植物蛋白质,是人体蛋白质的来源之一。

动物性蛋白和大豆蛋白被称为优质蛋白,为改善膳食蛋白质质量,在膳食中应保证有一定数量的优质蛋白质。一般要求动物蛋白质和大豆蛋白质所占比例不低于膳食蛋白质总量的30%,但也不要超过60%,50%较为理想。

视频

1-2-1:蛋白质
的营养需求

知识链接

蛋白质的互补作用

两种或两种以上食物蛋白质混合食用,其中所含有的必需氨基酸取长补短、相互补充,达到较好的比例,从而提高蛋白质利用率的作用,称为蛋白质互补作用。

不同食物蛋白质中的必需氨基酸含量和比例不同,其营养价值不一。通过将不同种类的食物相互搭配,可提高限制氨基酸的模式,由此提高食物蛋白质的营养价值。

为充分发挥食物蛋白质互补作用,在调配膳食时,应遵循三个原则:

(1)食物的生物学种属相差越远越好,如动物性和植物性食物之间的混合比单纯植物性食物之间混合要好。

(2)搭配种类越多越好。

(3)食用时间越近越好,同时食用最好,因为单个氨基酸在血液中的停留时间约4小时,然后到达组织器官,再合成组织器官的蛋白质,而合成组织器官蛋白质的氨基酸必须同时到达才能发挥互补作用,共同合成组织器官蛋白质。

二、了解脂类知识

脂类又叫脂质,是不溶于水而溶于有机溶剂的一类化合物的总称。脂类包括脂肪(植物油和动物脂肪)和类脂,食物中的脂类95%是脂肪(甘油三酯)(图1-2-1)。

天然食物中脂肪酸可根据结构进行细分,其中多不饱和脂肪酸根据结构中的双键位置可分为$\omega-3$系列和$\omega-6$系列。前者主要包括亚麻酸,可以在人体转化成EPA、DHA等;后者主要包括亚油酸,可以在人体转化成花生四烯酸等。亚麻酸和亚油酸对婴幼儿的脑组织和皮肤发育尤为重要,但人体自身又不能合成,必须由食物供给,被称为必需脂肪酸。

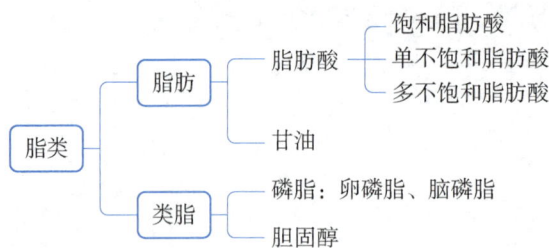

图 1-2-1　脂类的分类

知识链接

反式脂肪酸

　　脂肪酸的空间构象中,若氢原子分布在不饱和键的同侧,称为顺式脂肪酸;反之,氢原子在不饱和键的两侧,称为反式脂肪酸。常用植物油的脂肪酸均属于顺式脂肪酸。部分氢化的植物油可产生反式脂肪酸,如氢化油脂、人造黄油、起酥油中都含有一定量的反式脂肪酸。

　　研究表明,反式脂肪酸摄入量多时可升高低密度脂蛋白,降低高密度脂蛋白,增加患动脉粥样硬化和冠心病的风险。摄入来源于氢化植物油的反式脂肪酸会使冠心病发病风险增加16％。如女性将反式脂肪酸摄入量降至占总能量的2％,可使冠心病发病风险下降53％。还有研究表明,反式脂肪酸可干扰必需脂肪酸代谢,可能影响儿童的生长发育及神经系统健康。《中国居民膳食营养素参考摄入量(2013版)》提出"我国2岁以上儿童和成人膳食中来源于食品工业加工产生的反式脂肪酸的最高限量为膳食总能量的1％",大致相当于2g。

(一)脂类的生理功能

1. 为机体储存和提供能量

　　脂肪是人体重要的能量来源,合理膳食能量中的20％～30％由脂肪供给。脂肪是食物中能量系数最高的营养素,每克脂肪在体内氧化可产生9kcal能量。当人体摄入能量过多而不能及时被利用时,就转变为脂肪并储存于体内。机体需要时,可把脂肪组织所储存的脂肪分解,用于能量供应。

2. 构成人体组织

　　磷脂和胆固醇是人体细胞的主要成分,脑细胞和神经细胞中含量最多。一些固醇则是制造体内固醇类激素的必需物质,如肾上腺皮质激素和性激素等。

3. 维持体温、保护脏器

　　脂肪是热的不良导体,可阻止体热散发,维持体温恒定。此外,脂肪也能防止和缓冲因震动而造成的对脏器、组织和关节的损害,发挥对器官的保护作用。

4. 供给人体必需的脂肪酸

　　人体所需的必需脂肪酸由食物脂肪提供,主要用于磷脂的合成,是所有细胞结构的重要组成部分。维持皮肤微血管正常通透性,以及对精子形成、前列腺素的合成等,均是必需脂肪酸的重要功能。缺乏必需脂肪酸可影响婴幼儿的生长发育,表现为皮肤角化不全、伤口愈合不良、心肌收缩力降低、免疫功能发生障碍、血小板凝聚异常、生长发育迟缓等。

5. 促进脂溶性维生素的吸收

　　脂肪是脂溶性维生素的良好载体,食物中脂溶性维生素常与脂肪并存,如动物肝脏脂肪含丰富的维生素A。脂肪可刺激胆汁分泌,协助脂溶性维生素吸收。

6. 增进食欲,增加饱腹感

　　烹调后富含脂肪的食物味道和口感更好,能改善食物的色、香、味等感官性质,促进幼儿的食欲。同时,脂肪在消化道内停留的时间较长,可以增加饱腹感,不容易饥饿。

(二)缺乏与摄入过量的临床表现

1. 缺乏症状

人体脂肪若长期供给不足会影响大脑的发育,发生营养不良、生长迟缓和各种脂溶性维生素缺乏症。脂肪长期摄入不足会引起必需脂肪酸缺乏,尤其是新生儿。必需脂肪酸缺乏症的临床表现为:皮肤干燥、脱屑、肥厚、鳞皮,毛发稀疏,发生红色斑疹或丘疹;生长发育速度降低;胃肠道、肝及肾功能异常;血小板功能失常、易感染和血脂及体脂组成异常等。

2. 摄入过量表现

若婴幼儿摄入或储存脂肪过多,容易引发消化不良、身体肥胖等问题。调查表明,婴幼儿期是超重肥胖的高发阶段,且男性儿童超重肥胖率高于女性儿童,城市儿童超重肥胖率高于农村儿童,家庭社会经济地位高的儿童超重肥胖率高于家庭社会经济地位低的儿童。

(三)膳食脂肪参考摄入量

婴幼儿的膳食脂肪参考摄入量通常以摄入脂肪所含能量占总能量的百分比来计算。根据《中国居民膳食营养素参考摄入量(2023 版)》,婴幼儿膳食脂肪参考摄入量如表 1-2-2 所示。

表 1-2-2　婴幼儿膳食脂肪参考摄入量　　　　　　　　(单位:%E)

年龄/阶段	总脂肪
0~0.5 岁	48(AI)
0.5~1 岁	40(AI)
1~3 岁	35(AI)
3~4 岁	35(AI)
4~7 岁	20~30

注:%E 为占总能量的百分比。

(四)脂肪的食物来源

脂肪的食物来源主要是植物油、油料作物种子及动物的脂肪组织和肉类等,大致可以分为动物性脂肪和植物性脂肪两大类。

1. 动物性脂肪

乳类、蛋类、肉类、鱼类、动物油、肝类、奶油、鱼肝油等都是动物性脂肪。其中,动物的脑、肝、肾等内脏和蛋类含胆固醇丰富。动物油中含饱和脂肪酸多,含必需脂肪酸比一般的植物油要低。

2. 植物性脂肪

植物性脂肪即植物油,如豆油、花生油、玉米油、菜籽油、橄榄油等。植物油中胆固醇含量较少,消化吸收率较高,含有较多的不饱和脂肪酸和必需脂肪酸,是人类必需脂肪酸的最好来源,因此植物油脂的营养价值较高,应适当多选用植物油。

视频

1-2-2:脂类的
营养需求

三、了解碳水化合物知识

碳水化合物是由碳、氢、氧 3 种元素组成的一类有机化合物,其中氧与氢的比例为 1∶2 与水分子相同,故称碳水化合物(表 1-2-3)。由于低分子量的碳水化合物有甜味,故又将碳水化合物称为糖类。

表 1-2-3 主要的膳食碳水化合物分类

分类(糖分子聚合度)	亚组	组成
糖(1~2)	单糖	葡萄糖、半乳糖、果糖
	双糖	蔗糖、乳糖、麦芽糖、海藻糖
	糖醇	麦芽糖醇、山梨醇、木糖醇、乳糖醇
寡糖(3~9)	异麦芽低聚寡糖	麦芽糊精
	其他寡糖	棉籽糖、水苏糖、低聚果糖
多糖(≥10)	淀粉	直链淀粉、支链淀粉、变性淀粉
	非淀粉多糖	纤维素、半纤维素、果胶、亲水胶质物

(一) 碳水化合物的生理功能

1. 储存和提供能量

每克葡萄糖在体内氧化可以产生 4 kcal 的能量。在维持人体健康所需要的能量中,55%~65%由碳水化合物提供。糖原是肌肉和肝脏碳水化合物的储存形式,肝脏约储存机体内 1/3 的糖原。一旦机体需要,肝脏中的糖原即分解为葡萄糖以提供能量。碳水化合物在体内释放能量较快,供能也较快,是神经系统和心肌的主要能源,也是肌肉活动时的主要燃料,对维持神经系统和心脏的正常功能、提高耐力、提高工作效率等都有重要的意义。

2. 构成组织及重要生命物质

碳水化合物是构成机体组织的重要物质,并参与细胞的组成和多种活动。每个细胞都有碳水化合物,含量为 2%~10%,主要以糖脂、糖蛋白和蛋白多糖的形式存在,分布在细胞膜、细胞器膜、细胞质以及细胞间基质中。糖和脂形成的糖脂是细胞与神经组织的结构成分之一。除每个细胞都有碳水化合物外,糖结合物还广泛存在于各组织中。

3. 节约蛋白质

当膳食中碳水化合物供应不足时,机体为了满足自身对葡萄糖的需要,通过糖原异生作用将蛋白质转化为葡萄糖供给能量;而当摄入足够量的碳水化合物时,则能预防体内或膳食蛋白质消耗,不需要动用蛋白质来供能,即碳水化合物具有节约蛋白质的作用。碳水化合物供给充足,体内有足够的 ATP 产生,也有利于氨基酸的主动转运。

4. 抗生酮作用

脂肪在体内分解代谢,需要葡萄糖的协同作用。当膳食中碳水化合物供给不足时,体内脂肪或膳食脂肪被动员并加速分解为脂肪酸来供给能量。在这一代谢过程中,脂肪酸不能彻底氧化而产生过多的酮体,酮体不能及时被氧化而在体内蓄积,产生酮血症和酮尿症,膳食中充足的碳水化合物可以防止上述现象的发生,因此碳水化合物有抗生酮作用。

5. 解毒作用

碳水化合物经糖醛酸途径代谢生成的葡糖醛酸,是体内一种重要的结合解毒剂,在肝脏中能与许多有害物质如细菌毒素、乙醇、砷等结合,以消除或减轻这些物质的毒性或生物活性,从而起到解毒作用。

(二) 缺乏与摄入过量的临床表现

1. 缺乏症状

碳水化合物缺乏时,体内大量的脂肪酸在提供能量的同时也会产生酮体,可导致酮症酸中毒。

2. 摄入过量表现

碳水化合物过量时,可提高血脂含量,增加心血管疾病发生的危险。长期的高碳水化合物的摄入会对糖尿病的发生和发展产生不利影响。

知识链接

食物血糖生成指数

食物血糖生成指数(glycemic index,GI)表示某种含有一定量碳水化合物的食物升高血糖效应与标准食品(通常为等量葡萄糖)升高血糖效应之比。GI值越高,说明这种食物升高血糖的效应越强。标准食品(葡萄糖)GI 为 100,GI≤55 为低 GI 食物;55<GI≤70 为中 GI 食物;GI>70 则为高 GI 食物(表 1-2-4)。糖的结构一定程度上会影响 GI,如抗性淀粉<直链淀粉<支链淀粉;单糖的 GI 与消化代谢途径有关,如葡萄糖>果糖>半乳糖。

表 1-2-4 常见食物的血糖生成指数

食物名称	GI	食物名称	GI	食物名称	GI
葡萄糖	100	玉米片	78.5	熟甘薯	76.7
馒头	88.1	玉米粉	68.0	熟马铃薯	66.4
面包	87.9	大麦粉	66.0	南瓜	75.0
面条	81.6	荞麦面条	59.3	甘薯(生)	54.0
大米	83.2	荞麦	54.0	薯粉	34.5
烙饼	79.6	果糖	23.0	藕粉	32.6
油条	74.9	蔗糖	65.0	西瓜	72.0
小米	71.0	乳糖	46.0	胡萝卜	71.0

(三)膳食碳水化合物参考摄入量

根据《中国居民膳食营养素参考摄入量(2023 版)》,成人碳水化合物的平均需要量为 120 g/d。从预防营养相关疾病方面的需求以及三大宏量营养素之间的适宜供能比出发,建议 1 岁以上人群碳水化合物宏量营养素可接受范围(acceptable macronutrient distribution ranges,AMDR)为 50%E~65%E。碳水化合物的组成成分中,建议添加糖摄入不超过 50 g/d,最好低于 25 g/d,膳食碳水化合物参考摄入量如表 1-2-5 所示。

表 1-2-5 膳食碳水化合物的参考摄入量

年龄/阶段	碳水化合物	
	EAR/(g·d⁻¹)	AMDR/%E
0~0.5 岁	60(AI)	—
0.5~1 岁	80(AI)	—
1~12 岁	120	50~65
12~18 岁	150	50~65
18 岁~	120	50~65

注:%E 为占总能量的百分比。

(四)碳水化合物的食物来源

膳食碳水化合物主要来自谷类、薯类,还来源于水果蔬菜类食物和纯碳水化合物(包括淀粉和糖)等。单糖和双糖的主要食物来源是蔗糖、糖果、甜食、糕点、甜味水果、含糖饮料和蜂蜜等。

乳糖是哺乳动物乳腺分泌的一种特有的碳水化合物,一般仅存在于乳制品中。

视频

1-2-3:碳水化合物的营养需求

四、了解维生素知识

维生素不是热能来源,也不构成机体组织,但它却是维持人体正常生理功能所必需的一类营养素。它们不能在体内合成或在体内合成的量不足,必须由外界供应。

(一) 维生素的共同特点

维生素种类很多,化学结构差别大,生理功能各异,但它们都具有以下四个共同特点:

(1) 维生素在体内既不能提供能量,也不是机体的组成成分。

(2) 维生素或其前体都在天然食物中存在。

(3) 维生素必须经常由食物来供给。

(4) 维生素参与维持机体正常的生理功能,需求量少,但是当膳食中缺乏维生素或吸收不良时可产生营养缺乏症。

(二) 维生素的分类

根据维生素的溶解性质,可分为水溶性与脂溶性两大类(表1-2-6)。

表1-2-6 脂溶性、水溶性维生素的异同点

类别	脂溶性维生素	水溶性维生素
维生素	A、D、E、K	B族、C
溶解性	溶于脂肪	溶于水
化学性质	比较稳定,但易氧化	溶于水
吸收与排泄	随脂肪吸收,少量从胆汁排泄	从肠道经血液吸收,过量时从尿液、汗液等排泄
储存性	可储存于肝脏等处	一般在体内很少储存
缺乏症	出现的时间比较缓慢	出现的时间比较快
过多症	一次性摄入大量或长期摄入较多时会引起过多症	几乎不会出现,除非在极大量摄入的情况下
食物来源	动物性食物,如肝脏、肾脏、瘦肉等	植物性食物,如蔬菜、水果、谷类等

(三) 维生素缺乏的常见原因

1. 维生素摄入不足

食物供给不足或膳食结构不合理,以及食物在加工、存储过程中造成维生素的损失等都会使从膳食中摄入维生素的量无法满足机体需求。

2. 人体吸收利用降低

维生素在人体内的吸收利用受到多种因素的影响。如患有消化系统疾病的人,会减少维生素的合成量,从而引起某些维生素的缺乏。又如,脂溶性维生素D的吸收需要胆汁和脂肪的协助,若胆汁分泌受限以及膳食中脂肪含量低,可引起维生素D吸收不足。

3. 维生素的需要量相对增加

维生素需要量因人而异。由于生理和病理的因素,使得维生素需要量增多而摄入量不足,也会使得维生素缺乏。例如,孕妇、哺乳期妇女和儿童维生素D的需要量均高于成人,长期高热和慢性消耗病的患者对维生素的需要量也会比一般人高。

(四) 脂溶性维生素

1. 维生素A

(1) 生理功能。维生素A的主要生理功能包括视觉功能、维持皮肤黏膜完整性、维持和促进免疫功能和促进生长发育等。

（2）缺乏与摄入过量的临床表现。维生素 A 缺乏时会出现如下症状:夜盲症、眼干燥症、毛囊增厚（毛囊角质化）、免疫功能受损、感染性疾病的患病率和死亡率升高。维生素 A 摄入过量时可致胚胎畸形、骨矿物质丢失、肝脏损伤和增加患心血管疾病的风险。

（3）膳食维生素 A 参考摄入量。根据《中国居民膳食营养素参考摄入量（2023 版）》,婴幼儿膳食维生素 A 的参考摄入量如表 1-2-7 所示。

表 1-2-7 婴幼儿膳食维生素 A 的参考摄入量　　　　（单位:μgRAE/d）

年龄/阶段	EAR		RNI		UL
	男	女	男	女	
0～0.5 岁	—	—	300(AI)		600
0.5～1 岁	—	—	350(AI)		600
1～4 岁	250	240	340	330	700
4～7 岁	280	270	390	380	1 000

注:RAE 为视黄醇活性当量;UL 不包括来自膳食维生素 A 原类胡萝卜素的 RAE,单位使用 μg/d。

（4）膳食维生素 A 的主要食物来源。维生素 A 的膳食来源包括各种动物性食物中含有的预先形成的维生素 A 和各种红、黄、绿色蔬菜,以及水果中含有的维生素 A 原类胡萝卜素。预先形成的维生素 A 主要来源于各种动物肝脏和其他脏器类肉品、蛋黄、鱼油、奶油和乳制品等。富含维生素 A 原类胡萝卜素的食物有胡萝卜、红心甜薯、菠菜、水芹、羽衣甘蓝、绿芥菜、南瓜、莴苣叶、西兰花等。

2. 维生素 D

（1）生理功能。维生素 D 的主要生理功能包括维持机体钙、磷平衡和参与体内免疫调节。

（2）缺乏与摄入过量的临床表现。维生素 D 缺乏是一个世界性的问题。日光照射不足或膳食中缺乏维生素 D 可导致维生素 D 缺乏。维生素 D 缺乏症表现为佝偻病。维生素 D 摄入过量会导致中毒,引起高钙血症、高钙尿症,出现肌肉乏力、关节疼痛、弥漫性骨质脱矿化以及一般定向能力障碍等。

（3）膳食维生素 D 参考摄入量。根据《中国居民膳食营养素参考摄入量（2023 版）》,婴幼儿膳食维生素 D 参考摄入量如表 1-2-8 所示。

表 1-2-8 婴幼儿膳食维生素 D 的参考摄入量　　　　（单位:μg/d）

年龄/阶段	EAR	RNI	UL
0～0.5 岁	—	10(AI)	20
0.5～1 岁	—	10(AI)	20
1～4 岁	8	10	20
4～7 岁	8	10	30

（4）主要食物来源。人体内的维生素 D 主要是通过皮肤接触日光或从膳食中获得,大多数食物中不含维生素 D,少数天然食物中的含量极低,如脂肪含量较高的海鱼、动物肝脏、蛋黄和奶油等。

3. 维生素 K

（1）生理功能。维生素 K 的主要生理功能包括调节凝血蛋白质合成、调节骨组织钙化和抑制血管及尿路钙化等。

（2）缺乏的临床表现。0～3 月龄的婴儿易发生维生素 K 缺乏性出血症。美国和加拿大的新生儿常规接受 0.5～1 mg 的维生素 K_1 肌内注射,或出生后 6 小时口服 2.0 mg,我国临床也有相关的预防措施。

（3）膳食维生素 K 参考摄入量。根据《中国居民膳食营养素参考摄入量（2023 版）》婴幼儿膳食维生生素 K 的参考摄入量如表 1-2-9 所示。

表 1-2-9　婴幼儿膳食维生素 K 的参考摄入量　　　　　　　（单位：$\mu g/d$）

年龄/阶段	AI
0~0.5 岁	2
0.5~1 岁	10
1~4 岁	30
4~7 岁	40

（4）主要食物来源。维生素 K 含量丰富的食物包括豆类、麦麸、绿色蔬菜、动物肝脏、鱼类等。

（五）水溶性维生素

1. 维生素 B_1

维生素 B_1 溶于水，在碱性溶液中及加热时极易被破坏。

（1）生理功能。维生素 B_1 在体内的能量代谢中具有重要作用。同时，维生素 B_1 对维持神经、肌肉，特别是心肌的正常功能，以及维持正常食欲、胃肠蠕动和消化分泌方面有重要作用。

（2）缺乏的临床表现。维生素 B_1 缺乏症又称脚气病，主要临床表现为食欲不佳、便秘、恶心、抑郁、周围神经障碍、易兴奋及疲劳等。婴儿若缺乏维生素 B_1 会出现婴儿脚气病，多发生于出生数月的婴儿。

（3）膳食维生素 B_1 参考摄入量。根据《中国居民膳食营养素参考摄入量（2023 版）》，婴幼儿膳食维生素 B_1 的参考摄入量如表 1-2-10 所示。

表 1-2-10　婴幼儿膳食维生素 B_1 的参考摄入量　　　　　　　（单位：mg/d）

年龄/阶段	EAR	RNI
0~0.5 岁	—	0.1(AI)
0.5~1 岁	—	0.3(AI)
1~4 岁	0.5	0.6
4~7 岁	0.7	0.9

（4）主要食物来源。维生素 B_1 含量丰富的食物有谷类、豆类、干果类、动物内脏（心、肝、肾）、瘦肉、禽蛋等。谷类食物是维生素 B_1 的主要来源，需要注意的是，加工及烹调可造成食物中维生素 B_1 的损失，其损失率为 30%~40%。

2. 维生素 B_2

维生素 B_2 的化学名称为核黄素，它在体内主要以辅酶形式参与氧化还原反应。维生素 B_2 易溶于水，耐热、耐酸，不易被氧化，但在碱性溶液中和光照下易被破坏。

（1）生理功能。维生素 B_2 的生理功能包括参与体内生物氧化与能量生成，改善抗氧化防御系统功能，参与药物代谢，维持肠黏膜的结构与功能，参与暗适应过程等。

（2）缺乏的临床表现。婴幼儿维生素 B_2 缺乏的早期表现为疲倦、乏力、口腔疼痛，眼睛出现瘙痒、烧灼感，继而出现口腔和阴囊病变，即口腔生殖系统综合征，包括唇炎、口角炎、舌炎、皮炎、阴囊皮炎及角膜血管增生等。

（3）膳食维生素 B_2 参考摄入量。根据《中国居民膳食营养素参考摄入量（2023 版）》，婴幼儿膳食维生素 B_2 的参考摄入量如表 1-2-11 所示。

表 1-2-11 婴幼儿膳食维生素 B_2 的参考摄入量　　　　　(单位:mg/d)

年龄/阶段	EAR		RNI	
	男	女	男	女
0~0.5 岁	—	—		0.4(AI)
0.5~1 岁	—	—		0.6(AI)
1~4 岁	0.6	0.5	0.7	0.6
4~7 岁	0.7	0.6	0.9	0.8

（4）主要食物来源。维生素 B_2 广泛存在于动物与植物性食物中,包括奶类、蛋类、各种肉类、内脏、谷类、蔬菜与水果等。谷类和蔬菜是我国居民维生素 B_2 的主要来源,但是,谷类加工对维生素 B_2 存留有显著影响,如精白米维生素 B_2 存留率只有 11%,小麦标准粉维生素 B_2 存留率只有 35%。此外,谷类在烹调过程还会损失一部分维生素 B_2。

3. 叶酸

叶酸是 B 族维生素的一种,微溶于水,易被光、酸、热破坏。

（1）生理功能。叶酸对氨基酸代谢、核酸合成及蛋白质的生物合成均有重要作用,促进骨髓造血功能。

（2）缺乏的临床表现。叶酸缺乏可导致成人和儿童巨幼红细胞贫血,增加孕妇发生先兆子痫、胎盘早剥、贫血的风险,甚至引发孕妇自发性流产。孕早期叶酸缺乏可引起胎儿神经管缺陷。

（3）膳食叶酸参考摄入量。根据《中国居民膳食营养素参考摄入量（2023 版）》,婴幼儿膳食叶酸参考摄入量如表 1-2-12 所示。

表 1-2-12 婴幼儿膳食叶酸的参考摄入量　　　　　(单位:μgDFE/d)

年龄/阶段	EAR	RNI	UL
0~0.5 岁	—	65(AI)	—
0.5~1 岁	—	100(AI)	—
1~4 岁	130	160	300
4~7 岁	160	190	400

注:叶酸的 UL 指每日合成叶酸摄入量上限,不包括天然食物来源的叶酸量;DFE 为膳食叶酸当量。

（4）主要食物来源。叶酸广泛存在于食物中,一般不会缺乏,良好的食物来源有酵母、绿叶蔬菜、肝脏、豆类等,但乳类中缺乏。叶酸在烹调时易被破坏。

4. 维生素 C

维生素 C 又称抗坏血酸,是人体内重要的水溶性抗氧化营养素之一。

（1）生理功能。维生素 C 的主要生理功能包括羟化作用、抗氧化作用、提高机体免疫力和解毒等。

（2）缺乏与摄入过量的临床表现。维生素 C 缺乏的早期症状是轻度疲劳,长期严重缺乏可导致坏血病。坏血病患者若不及时治疗可危及生命。过量服用维生素 C 可能会导致泌尿系统结石。

（3）膳食维生素 C 参考摄入量。根据《中国居民膳食营养素参考摄入量（2023 版）》,婴幼儿膳食维生素 C 的参考摄入量如表 1-2-13 所示。

表 1-2-13 婴幼儿膳食维生素 C 的参考摄入量　　　　　(单位:mg/d)

年龄/阶段	EAR	RNI	UL
0~0.5 岁	—	40(AI)	—
0.5~1 岁	—	40(AI)	—

(续表)

年龄/阶段	EAR	RNI	UL
1～4 岁	35	40	400
4～7 岁	40	50	600

（4）主要食物来源。维生素 C 主要来源于新鲜的蔬菜与水果,如辣椒、菠菜、韭菜、番茄、柑橘、山楂、猕猴桃、鲜枣、柚子、草莓和橙等。野生的蔬菜和水果,如苜蓿、苋菜、刺梨、沙棘、酸枣等的维生素 C 含量尤其丰富。

五、了解矿物质知识

人体中含有的各种元素,除了碳、氢、氧、氮等主要以有机物形式存在的元素以外,其余的 60 多种元素统称为矿物质或无机盐。矿物质包括常量元素和微量元素。常量元素指人体内含量大于体重 0.01% 的矿物质,如钙、磷、钾、钠、硫、氯、镁等;微量元素指人体内含量小于体重 0.01% 的矿物质,如铁、碘、锌、铜、锰、硒、钼、铬、钴、锡、钒、硅、镍、氟等。其中,钙、铁、碘、锌是婴幼儿容易缺乏的矿物质。

（一）钙

钙是人体含量最多的矿物元素。足月新生儿体内含钙 24～30 g,成年时约 1 200 g。

1. 生理功能

（1）构成机体的骨骼和牙齿:钙是构成骨骼的重要组分,骨骼中的钙占瘦体重的 25%,对保证骨骼的正常生长发育和维持骨健康起着至关重要的作用。钙和磷是构成牙齿的主要原料,不论是婴幼儿还是青少年,如果膳食中的钙不能满足需要,或摄入体内的钙因种种原因不能被机体吸收利用都会影响牙齿的坚固。

（2）维持神经肌肉的活动:神经递质的释放、神经肌肉的兴奋、神经冲动的传导、激素的分泌、血液的凝固、细胞黏附、肌肉收缩等活动都需要钙。

（3）参与凝血过程:钙可以直接作为凝血复合因子,促进凝血,还可以直接促进血小板的释放,进而促进血小板介导的血液凝固过程。

（4）多种酶的激活剂:钙能促进体内某些酶的活动,是多种酶的激活剂。

（5）维持细胞膜的通透性:钙对维持细胞膜的通透性及完整性是十分必要的。钙可降低毛细血管的通透性,防止液体渗出,控制炎症与水肿。很多过敏性疾病,如哮喘、荨麻疹、湿疹都与缺钙有关。

2. 缺乏与摄入过量的临床表现

处于快速生长发育期的婴幼儿需要较多的钙,若长期缺钙会导致骨骼钙化不良、生长迟缓、新骨结构异常,严重者会出现骨骼变形和佝偻病。

钙摄入过量的主要不良后果包括高钙血症、高钙尿症、血管及软组织钙化、肾结石、奶碱综合征,干扰铁、锌等金属离子的吸收和引起便秘等。

3. 膳食钙参考摄入量

根据《中国居民膳食营养素参考摄入量(2023 版)》,婴幼儿膳食钙的参考摄入量如表 1-2-14 所示。

表 1-2-14　婴幼儿膳食钙的参考摄入量　　　　　（单位:mg/d）

年龄/阶段	EAR	RNI	UL
0～0.5 岁	—	200(AI)	1 000
0.5～1 岁	—	350(AI)	1 500
1～4 岁	400	500	1 500
4～7 岁	500	600	2 000

4. 主要食物来源

牛奶及其制品是膳食钙的最好来源,大豆及其制品也是钙的重要来源。深绿色叶菜和菜花也含有较多的钙。苋菜、菠菜和空心菜虽然含钙量较高,但因含有较多的草酸,故吸收率较低。水果除柑橘类含有较多的钙外,其他水果的含钙量都较低。在动物性食物中,贝类含钙量较高,畜肉和禽类含钙量较低。

5. 影响钙吸收的因素

膳食中的钙大多以不可溶的复合物形式存在。通过胃酸及酶的作用,钙从复合物中游离出来,只有溶解状态的钙才能被吸收。影响钙吸收的因素主要包括机体和膳食两个方面。

（1）机体因素

机体生理需要量:钙的机体生理需要量主要受骨骼生长速度的影响,骨骼生长速度越快,钙的吸收率就越高。婴幼儿期钙的吸收率为 $40\%\sim60\%$。

机体维生素 D、钙和磷的营养状况:维生素 D 可促进钙的吸收;当钙、磷之比为 1∶1 时,钙的吸收效果最好。

体力活动:体力活动可提高钙的吸收率并促进其储存。

（2）膳食因素

膳食中的草酸、植酸:可与钙结合形成不溶性草酸钙和植酸钙,不利于钙的吸收。

脂肪:摄入过多脂肪或脂肪消化不良会降低钙的吸收率。

膳食纤维:水果、蔬菜和谷类中的膳食纤维摄入过多会影响钙的吸收。

维生素 D、乳糖、低聚糖:维生素 D、乳糖、低聚糖能促进钙的吸收。

蛋白质:充足的膳食蛋白质有利于钙的吸收。

（二）铁

铁是人体含量最多的微量元素。

1. 生理功能

铁的主要生理功能是参与血红蛋白的合成。铁还能催化 β-胡萝卜素转化为维生素 A,参与嘌呤与胶原的合成、抗体的产生、脂类在血液中的转运等。同时,铁还可以增加中性粒细胞,增强吞噬细胞的吞噬功能和机体的抗感染能力。

2. 缺乏与摄入过量的临床表现

缺铁可引起缺铁性贫血,尤其是婴幼儿更容易发生。处于缺铁性贫血期的婴幼儿,多出现身体发育受阻,体力下降,注意力与记忆力调节过程障碍,学习能力降低,易患感染性疾病等症状。

铁在身体中的长期过量蓄积可导致铁负荷过度继而出现慢性中毒症状,导致脂肪酸、蛋白质和核酸的明显损害,加速细胞老化和死亡。

3. 膳食铁参考摄入量

根据《中国居民膳食营养素参考摄入量(2023 版)》,婴幼儿膳食铁的参考摄入量如表 1-2-15 所示。

表 1-2-15 婴幼儿膳食铁的参考摄入量 （单位:mg/d）

年龄/阶段	EAR	RNI	UL
0~0.5 岁	—	0.3(AI)	—
0.5~1 岁	7	10	—
1~4 岁	7	10	25
4~7 岁	7	10	30

4. 主要食物来源

铁广泛存在于各种食物中,包括动物性食物和植物性食物。动物性食品含铁丰富,吸收率高,如肝脏、动物血、瘦肉等。植物性食物含铁量高的有黑木耳、海带、芝麻酱等。

膳食铁分为血红素铁和非血红素铁。

动物性食物中血红素铁含量较多,吸收率较高,达 $15\%\sim20\%$,动物肉中"肉因子"能促进非血红素铁的吸收。

植物性食物主要是非血红素铁,吸收率较低,如大米仅为 1%,小麦和面粉为 5%,若在食物中加入维生素 C、乳糖和果糖、氨基酸等有利于铁的吸收。而谷类中的植酸、蔬菜中的草酸、茶中的鞣酸在肠道内易与铁形成不溶性铁盐,影响铁的吸收。

(三) 碘

人体内的碘主要储存于甲状腺中。

1. 生理功能

碘的生理功能是通过甲状腺激素来完成的。

(1) 促进生长发育:甲状腺激素与生长激素具有协同作用,可调控婴幼儿的生长发育。甲状腺激素可刺激骨化中心的发育成熟,促进骨骼和牙齿生长;能够促进婴幼儿身高、体重的增加,促进骨髓和肌肉的生长。

(2) 参与脑发育:在脑发育的关键时期(从妊娠开始至婴幼儿出生后 2 岁),神经系统的发育必须依赖于甲状腺激素。碘缺乏会导致不同程度的脑发育滞后(如地方性克汀病等),这种脑发育障碍在脑发育关键期结束后即使再补充碘或甲状腺激素也不可逆转。

(3) 调节新陈代谢:甲状腺激素对蛋白质、脂肪、碳水化合物的合成和分解代谢均有促进作用。通过促进物质的分解代谢,影响基础代谢率,维持新陈代谢和保持体温。

2. 缺乏与摄入过量的临床表现

(1) 缺乏症状:世界上很多国家都存在碘缺乏的情况。碘缺乏病(iodine deficiency disorder,IDD)是世界上最严重、最流行的疾病之一,其典型症状为甲状腺肿大,俗称"大脖子病"。

(2) 摄入过量的表现:碘过量摄入会引起碘过多病(iodine excessive disorder,IED),其主要表现为甲状腺功能减退症、甲状腺肿大、自身免疫性甲状腺疾病、碘致甲状腺功能亢进症、甲状腺癌等。

3. 膳食碘参考摄入量

根据《中国居民膳食营养素参考摄入量(2023 版)》,婴幼儿膳食碘的参考摄入量如表 1-2-16 所示。

表 1-2-16　婴幼儿膳食碘的参考摄入量　　　　（单位:μg/d）

年龄/阶段	EAR	RNI	UL
0～0.5 岁	—	85(AI)	—
0.5～1 岁	—	115(AI)	—
1～4 岁	65	90	—
4～7 岁	65	90	200

4. 主要食物来源

食物碘含量的高低一般存在两个规律:一是海产品的碘含量高于陆地食物;二是陆地食物中动物性食物的碘含量高于植物性食物。碘含量最高的食物为海产品,如海带、紫菜、鲜海鱼、蚶干、蛤蜊干、干贝、淡菜、海参、海蜇、海虾等。

(四) 锌

1. 生理功能

锌具有促进生长发育、增强机体免疫功能、维持细胞膜结构、促进脑发育与维持认知、加快创伤愈合和增进食欲等功能。

2. 缺乏的临床表现

缺锌对婴幼儿危害较大,主要症状为食欲缺乏、味觉减退、异食癖、生长发育迟缓、皮炎、伤口不易愈合等。

3. 膳食锌参考摄入量

根据《中国居民膳食营养素参考摄入量(2023 版)》,婴幼儿膳食锌的参考摄入量如表 1-2-17 所示。

表 1-2-17　婴幼儿膳食锌的参考摄入量　　　　　　(单位:mg/d)

年龄/阶段	EAR	RNI	UL
0~0.5 岁	—	1.5(AI)	—
0.5~1 岁	—	3.2(AI)	—
1~4 岁	3.2	4.0	9
4~7 岁	4.6	5.5	13

4. 主要食物来源

锌广泛存在于各类食物中。一般来说,动物性食物,如贝壳类海产品、红色肉类、动物内脏等是锌的极好来源;干酪、虾、燕麦、花生酱、花生等为锌的良好来源;干果类、谷类胚芽和麦麸也富含锌。一般植物性食物含锌较低,过细的加工过程会导致大量的锌丢失,如小麦加工成精面粉大约会丢失 80% 的锌。

需要注意的是,食物中蛋白质的数量与锌的吸收呈正相关。增加食物中蛋白质的含量可以提高锌的摄入量和生物利用率。

视频

1-2-5:矿物质的营养需求

六、了解水知识

水是人体的重要组成部分,是维持生命活动的必需物质,其对人类生存的重要性仅次于空气。

(一) 生理功能

1. 水广泛分布在人体组织中,构成人体的内环境

人体各组织器官的含水量如表 1-2-18 所示。

表 1-2-18　人体各组织器官的含水量　　　　　　(单位:g/100 g)

人体组织器官	水分	人体组织器官	水分
血液	83.0	脑	74.8
肾	82.7	肠	74.5
心	79.2	皮肤	72.0
肺	79.0	肝	68.3
脾	75.8	骨骼	22.0
肌肉	75.6	脂肪组织	10.0

2. 参与人体内新陈代谢

水参与体内新陈代谢,在消化、吸收、循环、排泄的过程中,促进营养物质的吸收和运送,将废物通过大小便、汗液及呼吸等途径排泄出去。

3. 维持体液正常渗透压及电解质平衡

细胞内液和细胞外液的渗透压平衡,主要依靠水分子在细胞内外的自由渗透。细胞内液和细胞外液的电解质中阴离子和阳离子之间的平衡主要依靠电解质的活动和交换来维持。

4. 调节体温

一定量的水可吸收人体在代谢过程中产生的大量能量,使体温不至于显著升高。在37℃体温条件下,每蒸发1 g水可带走574 cal热量。因此,经过皮肤蒸发水分以散热是维持人体体温恒定的重要途径。

5. 润滑作用

水与黏性分子结合可形成关节的润滑液、消化系统的消化液、呼吸系统以及泌尿生殖系统的黏液,对器官、关节、肌肉、组织起到缓冲、润滑和保护的作用。

(二) 摄入不足与过量的危害

1. 摄入不足的危害

(1) 导致水和电解质代谢紊乱。人体水摄入量不足、丢失过多或者摄入盐过多时,细胞外液Na^+浓度的改变会引起水和电解质代谢紊乱。

(2) 失水程度与相关症状。当失水量达到体重的1%时,血浆渗透压升高,婴幼儿会有口渴感,且体能开始受到影响;当失水量达到体重的2%~4%时,为轻度脱水,婴幼儿会表现为口渴、尿少,尿呈深黄色;当失水量达到体重的4%~8%时,为中度脱水,除上述症状外,还可见极度口渴、皮肤干燥失去弹性、口舌干裂、声音嘶哑、全身软弱、心率加快、尿量明显减少、眼窝下陷并伴有烦躁不安等现象;当失水量超过体重的8%时,为重度脱水,表现为精神及神经系统异常,可见皮肤黏膜干燥、高热、烦躁、精神恍惚、神志不清等现象;当失水量达到体重的10%时,会出现烦躁、全身无力、体温升高、血压下降、皮肤失去弹性等现象,甚至危及生命;当失水量超过体重的20%时,则可能引起死亡。

(3) 慢性肾病。研究表明,人体增加总体水的摄入量可以有效预防复发性肾结石,降低肾结石发生的风险。

(4) 认知和体能下降。水摄入不足会给人的认知能力带来负面影响。研究表明,脱水婴幼儿的听觉数字记忆广度、语义灵活性和图像识别能力均有降低的倾向。同时,水摄入不足也会影响人的体能。婴幼儿如果发生脱水现象(尿渗透压正常),并且一直处于脱水状态,可导致体力恢复困难和后续体能受损。

2. 摄入过量的危害

人体水摄入量超过肾脏排出能力(0.7~1.0 L/h)时,可引起急性水中毒,并导致低钠血症。水中毒时,可因脑细胞肿胀、脑组织水肿、颅内压增高引起头痛、恶心呕吐、记忆力减退等,有时会发生渐进性精神迟钝、恍惚、昏迷、惊厥等,严重者可导致死亡。

(三) 适宜摄入量

个体对水的需要量主要受代谢、性别、年龄、身体活动、温度、湿度及膳食等因素的影响,故个体对水的需要量变化很大。水需要量不仅个体差异较大,而且同一个体不同环境或生理条件下需要量也有差异。因此,水的人群推荐量并不完全等同于个体每天的需要量。

目前,由于我国特定性别、年龄及生理状况人群水需要量的资料不充足,且缺乏评估水摄入量和相关健康效应的剂量反应关系的科学研究与证据,尚不能制定水的平均需要量(EAR)、推荐摄入量(RNI)和可耐受最高摄入量(UL),仅能制定水的适宜摄入量(AI)。根据《中国居民膳食营养素参考摄入量(2023 版)》,我国婴幼儿水适宜的摄入量如表1-2-19所示。

表1-2-19 婴幼儿水适宜的摄入量[a]　　　(单位:mL/d)

年龄/阶段	饮水量	总摄入量[b]
0~0.5岁	—	700[c]
0.5~1岁	—	900
1~4岁	—	1 300

（续表）

年龄/阶段	饮水量	总摄入量[b]
4～7 岁	800	1 600
7～12 岁	1 000	1 800

注：[a] 温和气候条件下，低强度身体活动水平时的摄入量。在不同温湿度和/或不同强度身体活动水平时，应进行相应调整。[b] 总摄入量包括食物中的水和饮水中的水。[c] 纯母乳喂养的婴儿无须额外补充水分。

（四）食物来源

人们每日摄入的水来源于饮水及食物水。食物水主要来自主食、菜、零食和汤，包括食物本身含的水分和烹调过程中加入的水。常见含水分较多（≥80％）的食物主要有液态奶、豆浆、蔬菜类、水果类等，以及汤类和粥类。

七、了解膳食纤维知识

膳食纤维是指食物中不能被人体消化道酶素分解的多糖类及木质素，包括纤维素、木质素、蜡、甲壳质、果胶、β-葡聚糖、菊糖和低聚糖等，通常分为可溶性膳食纤维及不溶性膳食纤维两大类。可溶性膳食纤维包括半纤维素、树胶、果胶、藻胶、豆胶等。不溶性纤维包括纤维素、不溶性半纤维素及木质素等。

（一）生理功能

膳食纤维具有吸水、黏滞、阳离子交换及结合胆酸等作用。对维持身体健康和预防一些疾病有着非常重要的意义。

1. 维持正常肠道功能

膳食纤维不能被人体消化和吸收，在通过消化道过程中吸水膨胀，增加肠道及胃内的食物体积，可增加饱足感，又能促进肠胃蠕动，可纾解便秘。

2. 预防癌症

流行病学研究表明，高膳食纤维能降低大肠癌、乳癌、胰腺癌发病的危险性。其机制为：膳食纤维具有吸水性，增加粪便体积，可稀释致癌物质；可促进排便，缩短致癌物质与肠壁接触的时间；可与胆酸结合，减少致癌物质的形成；同时膳食纤维也能吸附肠道中的有害物质以便排出。

3. 降低血胆固醇，预防冠心病和胆石症

膳食纤维可部分阻断胆固醇和胆汁酸的肝肠循环，促进肠道中胆固醇和胆汁酸随粪便排出，而降低血胆固醇和胆汁中胆汁酸的饱和度，预防动脉粥样硬化和胆石症的发生。

4. 预防肥胖

膳食纤维在胃内吸水膨胀，增加胃内容物的体积，易产生饱腹感，从而减少摄入的食物量，有利于控制体重，预防肥胖。

（二）缺乏与摄入过量的临床表现

膳食纤维摄入过多或过少都会对婴幼儿产生明显的影响。摄入量过少，容易引起便秘和肠道功能紊乱；摄入量过多，则容易产生肠胃充盈和不舒服的感觉；长期摄入高膳食纤维，会影响钙、镁、锌等矿物质及微量营养素的吸收，引起缺铁、缺钙等营养问题。因此，含有大量膳食纤维的食物不适合食欲较差的婴幼儿。

（三）适宜摄入量

根据《中国居民膳食营养素参考摄入量（2023 版）》，我国婴幼儿膳食纤维的适宜摄入量如表 1-2-20 所示。

表1-2-20　婴幼儿膳食纤维的适宜摄入量　　　　　（单位:g/d）

年龄/阶段	膳食纤维
0～0.5岁	—
0.5～1岁	—
1～4岁	5～10
4～7岁	10～15
7～12岁	15～20

视频

1-2-6:水和膳食纤维的营养需求

(四) 食物来源

粗杂粮包括谷类食物,如稻米、麦面、小米、玉米等;薯类食物,如红薯、土豆等;豆类食物,如黄豆、红豆、绿豆等;菌类食物包括鲜蘑、香菇、金针菇等;藻类食物包括海带、紫菜、海白菜等。

食物中膳食纤维的含量与植物成熟度和食物加工方法有关。一般而言,植物成熟度越高,则膳食纤维含量越高;食物加工越精细则所含膳食纤维含量越少。并且食物品种、部位不同,其纤维含量也不同。例如菜帮和菜心、果皮和果肉的膳食纤维含量相差悬殊。蔬菜消毒后生食,可增加食物纤维供给量,又可避免矿物质和维生素在烹调中的损失;而选嫩菜叶、水果去皮,或煮烂做成菜泥、果汁等,可使膳食纤维软化,并降低膳食纤维供给量,为婴幼儿添加辅食时常用的烹饪方法。

育儿宝典

如何判断孩子是否需要补充维生素

调查显示,我国儿童青少年维生素A、维生素B_2普遍摄入不足。对儿童而言,维生素摄入不足会引起学习效率下降,疾病抵抗力下降,甚至导致生长发育延缓。

应该说,孩子只要做到膳食平衡,就能获得每天所需要的维生素,而无须额外补充。但是,在实际生活中,由于受食物供应、食品加工、烹调方法、饮食习惯等因素的影响,难以做到膳食平衡,从而或多或少引起某些维生素的不足。尤其是在下列情况下,儿童维生素的缺乏更为常见:

(1) 孩子挑食、偏食,或若干日内只吃一类食物,特别不爱吃蔬菜。

(2) 常吃油炸、熏烤食物。

(3) 儿童患消化系统疾病,如慢性腹泻、胃肠道功能失调等。

(4) 食物加工烹调方法不恰当。

因此,大多数儿童,尤其是上述儿童应该适当服用少量多种维生素补充剂。在为孩子选择维生素补充剂时,可以遵循下面一些原则。

第一,维生素补充的形式以复合的多种维生素、矿物质补充剂为主,这样可以比较全面地补充膳食中所缺乏的多种微量营养素。

第二,如果医生明确诊断为特定种类的维生素缺乏,可以在医生指导下补充单一的维生素。

第三,维生素的补充并非越多越好。长期过量服用维生素是不科学的。

第四,不能同时使用几种不同剂型和不同商家的产品,以免导致某些营养素重复摄入而过量。

第五,维生素补充剂最好在餐后服用,以免引起胃肠道不适反应。

任务思考

1. 婴幼儿蛋白质的食物来源有哪些?哪些食物中的蛋白质属于高质量的蛋白质?

2. 食物中脂肪酸可以怎么分类？它们都存在于哪些食物中？对婴幼儿生长有何意义？
3. 简述婴幼儿较易缺乏的矿物质、生理功能和食物来源。
4. 补充维生素可以从哪些途径考虑？
5. 简述膳食纤维的生理功能。

实训实践

营养素知识宣传

任务名称： 营养素知识宣传
任务要求： 绘制营养素相关知识一览表（表1-2-21）。
任务目标： 掌握营养素的生理功能、缺乏或过量危害、食物来源等知识。

表1-2-21　营养素知识一览表

营养素	分类	生理功能	缺乏的临床表现	过量的临床表现	参考(适宜)摄入量	食物来源
蛋白质						
脂类						
碳水化合物						
维生素						
矿物质						
水						
膳食纤维						

赛证链接

单选题

1. 必须结合孩子的（　　）来妥善地配制食物，才能保证营养平衡，做到供给和消耗的平衡。
A. 活动量大小　　B. 热能消耗量的多少　C. 年龄的大小　　D. 以上都是
（选自《育婴员职业技能等级鉴定题库》）

2. 碳水化合物是（　　）供应的主要来源。
A. 蛋白质　　B. 脂肪　　C. 热能　　D. 维生素
（选自《育婴员职业技能等级鉴定题库》）

3. 水的生理功能是（　　）。
A. 润滑　　B. 供热　　C. 构成骨骼牙齿　　D. 免疫
（选自《保育师职业技能等级鉴定题库》）

4. 维生素D的摄取应该（　　）。
A. 多多益善　　B. 较少　　C. 可多可少　　D. 适中
（选自《保育师职业技能等级鉴定题库》）

5. 含碘丰富的食物是（　　）。
A. 紫菜　　B. 水果　　C. 油菜　　D. 牛肉
（选自《保育师职业技能等级鉴定题库》）

6. 幼儿多吃（　　）不利于排便。
A. 肉　　B. 蔬菜　　C. 水果　　D. 粗粮
（选自《保育师职业技能等级鉴定题库》）

项目二 指导0～6月龄婴儿喂养

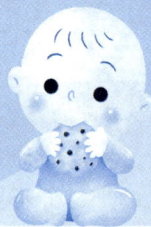

项目导读

在生命的早期阶段,母乳喂养对婴儿的健康成长发挥着不可替代的关键作用。母乳作为婴儿最理想的天然食物,含有蛋白质、乳糖、钙、磷、脂肪酸、维生素等丰富营养成分,不仅比例搭配得当,易于消化吸收,还富含大量免疫物质,能够增强婴儿的免疫力,为婴儿的健康成长打下坚实的基础。

本项目专注于母乳喂养、人工喂养、混合喂养以及断奶的相关知识与技能,目的是全面提升大家在育儿喂养方面的技能与素养。我们将深入探讨各种喂养方式及断奶的重要性,重点训练大家熟练掌握不同喂养方式及断奶的操作技巧。帮助大家建立科学的喂养观念。理解每种喂养方式都有其适用的情境,应根据实际情况,在尊重科学、关爱婴儿的前提下,做出最有利于婴儿成长的选择,确保婴儿的健康未来。

学习目标

1. **知识目标:**了解母乳喂养、人工喂养、混合喂养、断奶的意义。
2. **能力目标:**掌握母乳喂养、人工喂养、混合喂养、断奶的方法。
3. **素养目标:**形成科学的喂养观。

知识导图

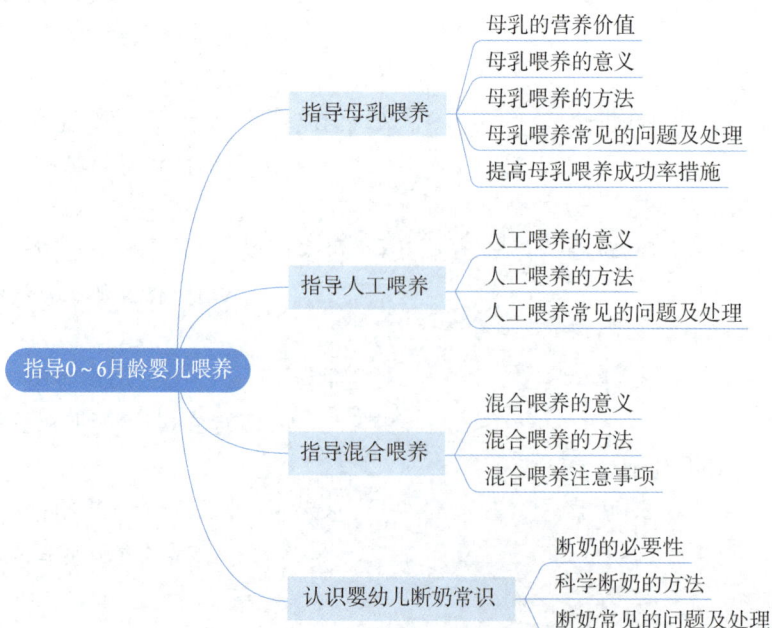

任务一　指导母乳喂养

案例导入

小英是一位刚成为母亲的女性,由于对疼痛的恐惧以及对身材变化的担忧,她坚决选择不进行母乳喂养,而是采用人工喂养的方式。你是否赞同小英的决定?原因何在?

一、母乳的营养价值

俗话说,金水,银水,不如母亲的奶水。母乳是婴儿的最佳天然食物,其营养成分完全符合婴儿生长发育的需要,易消化、易吸收。母乳中不仅各种营养素的含量高,而且比例搭配适宜,其营养价值高于其他任何代乳品。完全母乳喂养的婴儿,出生后 4 个月,可以不用再单独喂水。

母乳含有蛋白质、乳糖、钙、磷、脂肪酸、维生素等营养成分。

蛋白质:母乳中的蛋白质以乳清蛋白为主,易被婴儿吸收。

乳糖:母乳含有较多的乳糖,可为脑细胞提供足够的热能,同时乳糖在消化道中经微生物作用可生成乳酸,从而起到调节和保护消化道的作用。

钙、磷:母乳中的钙、磷含量虽不高,但比例适宜,易于吸收,有利于婴儿牙齿和骨骼的发育。

脂肪酸:母乳中的脂肪颗粒小,含不饱和脂肪酸多,有利于消化吸收。

牛磺酸:母乳中还含有丰富的牛磺酸,对婴儿的脑神经系统发育起着重要的作用。

维生素:相比于其他的代乳品,母乳中的维生素 C 和维生素 B_1 不易被破坏,易于被婴儿吸收。

其他:母乳中所含水分也可满足婴儿的需要。出生后 4 个月,母乳是最好的食物和饮料。初乳(产后 12 天以内的乳汁)呈黄色,略稀薄,量不多,却含有多种抗病物质。其中蛋白质含量很高,特别是抗感染的免疫球蛋白,对多种细菌、病毒具有抵抗作用;初乳中还含有抑制细菌繁殖的溶菌酶,也对新生儿起着保护作用。因此,初乳可以使新生儿增强抗病能力,大大降低患肺炎、肠炎、腹泻等的发生率。

母乳虽好,但是铁的含量较低,而胎儿期储存的铁也仅够维持婴儿在出生后 4 个月左右的时间,因此,母乳喂养的婴儿在 4 个月以后要及时添加辅食。

二、母乳喂养的意义

(一)母乳喂养对婴儿健康发展的意义

1. 满足营养需求

母乳中含有适合婴儿消化吸收的各种营养物质,含有的优质蛋白、必需的脂肪酸和乳酸,以及牛磺酸等为婴儿大脑快速发展提供了营养需求。

2. 增强抵抗能力

母乳中(特别是初乳)含有大量抵抗病毒和细菌感染的免疫物质,可以增强婴儿抵抗疾病的能力。

3. 促进母婴交流

在哺乳的过程中,母婴间肌肤的密切接触、互相凝视,可以增进母婴间的感情。母亲喂奶时对婴儿的爱抚动作,能使婴儿感受到母亲的温暖,获得身心的满足及安全感,有利于促进婴儿心理健康和社会适应性的发育。

(二)母乳喂养对母亲身心健康的意义

1. 满足为人母的喜悦

母亲通过哺乳,从与婴儿的密切关系中得到心理安慰,享受到为人母的心理满足感。

2. 促进母亲乳汁分泌

婴儿频繁有效地吸吮是促进母乳分泌的最有效方法,不仅有利于母亲尽快下奶,也能有效预防母亲乳胀、乳腺炎的发生。

3. 利于产后恢复

婴儿对乳房的吸吮刺激,能反过来促使母体催产素的分泌,预防产后出血,有利于产后母亲子宫的收缩和产后恢复健康。同时,哺乳可以消耗母亲体内多余的脂肪,有利于产后体型的恢复。

4. 降低发病风险

母乳喂养可降低母亲乳腺癌、卵巢癌、子宫癌的发病风险。近年研究发现,亲自哺乳的母亲能减少患老年智力障碍的可能。

(三)母乳喂养对家庭的好处

母乳喂养经济、方便、安全。母乳喂养省略了配制奶粉、洗刷奶瓶等问题,而且还节省了购买奶粉的钱,既经济又方便。母乳喂养的婴儿,4个月内不用再单独喂水。同时母乳喂养,省去了调配、加热、消毒等人工喂养的过程,直接喂哺不易污染,因此也更安全。

三、母乳喂养的方法

(一)产前准备

1. 心理准备

从怀胎开始,孕妇和家人就应通过产前检查、咨询、孕妇教育等各种线上、线下形式学习。

(1)充分了解和接受母乳喂养的知识。

(2)了解母乳的营养价值和母乳喂养的优点,消除怀疑,认识到母乳是婴儿最佳的食物。

(3)学习母乳喂养的方法与技巧,纠正错误方法,树立母乳喂养的信心。

(4)孕妇应认识到母乳喂养已成为婴幼儿生存、保护和发展的重要目标,也是人类为自己的未来与自身素质提出的目标。

(5)随着妊娠时间的推移、预产期的临近,孕妇应充满希望,以愉快、兴奋的心情迎接临产的到来。

(6)家人应尽可能学习母乳喂养知识,达成一致,为母乳喂养提供支持。

2. 乳房和乳头准备

孕母在妊娠后期每日可用清水(忌用肥皂或乙醇等)擦洗乳头;哺乳后可挤出少许乳汁均匀涂抹于乳头,乳汁中丰富的蛋白质和抑菌物质对乳头表皮有保护作用。以上方法可预防乳头皲裂及乳头内陷导致的哺乳终止。

平坦和内陷的乳头不利于婴儿吸吮,孕妇应在怀孕后期通过乳头牵拉和伸展练习,着手进行纠正,以适应婴儿衔乳的需要。

(1)乳头牵拉练习:乳头短小或扁平者可用一只手托住乳房,另一只手的拇指和中指、食指抓住乳头轻轻向外牵拉,或将两拇指放在乳头两侧,左右挤动,再上下挤动,将乳头挤出。每日1次,每次重复10~20下。

(2)乳头伸展练习:乳头内陷者适用,将内陷的乳头清洗干净后,两拇指(或食指)平行放在乳头两侧,慢慢地由乳头向两侧外方伸展,牵拉乳晕皮肤和皮下组织,尽量使乳头向外突出,重复多次。随后再将两指分别放在乳头上下两侧,用同样的方法上下纵向牵拉,重复多次。每日2组,每组5分钟。与此同时,还可以借助乳头矫正器加以矫正。

需要注意的是,孕37周后才能做牵拉和伸展练习,因为刺激乳头会引起子宫收缩,可能会引发早产。一旦出现宫缩要立即停止练习。

3. 相关用品的准备

(1)哺乳用服装:便于哺乳的胸罩、哺乳内衣。

(2)乳垫:能吸收过量的母乳并将溢乳固定在内部,外侧是透气防水层,能保持文胸干爽。

（3）乳头保护罩：一方面，可以帮助乳头平坦或内陷的乳母使婴儿更好地吃到奶；另一方面，可以帮助乳头皲裂的乳母更好地保护受伤的乳头。

（4）吸奶器：分为手动吸奶器和电动吸奶器。它可以帮助乳母吸出多余的乳汁，避免涨奶现象的发生，也可以在乳头皲裂时使用，还可以在休完产假后上班时使用，以帮助乳母将乳汁挤出。

（二）尽早开奶

分娩后，开奶越早越好，分娩后半小时内开始最好。新生儿顺利分娩后，就可以放在母亲身边，开始吮吸母乳双侧乳头各 3～5 分钟，争取让新生儿吃的第一口食物就是母乳。

分娩后给新生儿第一次哺乳称为开奶。初乳有助于婴儿肠道功能的发展，并能提供免疫保护，因此，产后应尽早开奶，反复吸吮乳头，是确保纯母乳喂养成功的关键。坚持新生儿的第一口食物是母乳。虽然产后乳房中可能没有足够的奶水，但也要尽量让婴儿吮吸乳房，尽早培养婴儿吮吸乳房的习惯，避免婴儿以后排斥乳母的乳房。

（三）正确的喂哺技巧

1. 哺乳前准备

妈妈要选择吸汗、宽松的衣服，方便哺乳。妈妈哺乳前应先洗净双手，用毛巾蘸清水擦洗乳头乳晕。擦洗乳房的毛巾、水盆要专用。母婴用品一定要分开使用，避免交叉感染。

2. 哺乳方法

（1）正确的喂哺姿势：正确的喂哺姿势可刺激婴儿的口腔动力，有助于婴儿吮吸。正确的哺乳姿势包括摇篮式、交叉摇篮式、紧抱式（足球式）和侧卧式（图 2-1-1）。无论采用何种姿势，均应使婴儿的头和身体呈一条直线，身体贴近乳母，头和颈部得到支撑，面部贴近乳房，鼻子对着乳头。

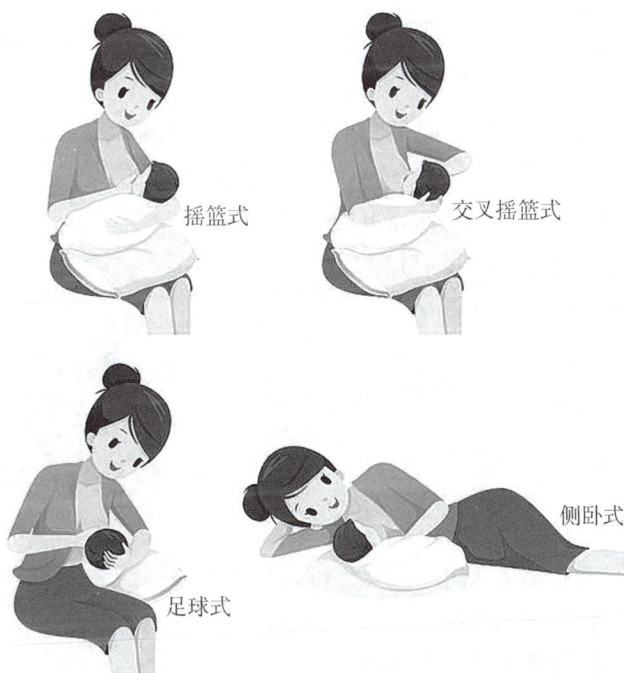

图 2-1-1　母乳喂养姿势

① 摇篮式：这是最传统的哺乳姿势。婴儿的头部倚靠在乳母左侧上肢屈曲的肘窝内，左手掌搂住婴儿的腰臀或大腿上部。婴儿右侧肢体夹在乳母臂下大约平腰部，婴儿腹部与乳母的腹部相贴。乳母的左手指呈"八"字形扶托左侧乳房。

② 交叉摇篮式：乳母右手从下面握住婴儿的头枕部，手腕放在婴儿两肩胛之间，大拇指和其余四指张开分别贴放在婴儿头部两侧的耳后。乳母的右手指呈"八"字形扶托左侧乳房。这种哺乳姿势适用于

吮吸困难的婴儿和出生低体重的婴儿。当婴儿能顺利吃上母乳后,就可以转换成其他常用姿势。

③ 紧抱式(足球式):用枕头适当垫高婴儿达乳头水平,乳母左手臂支撑婴儿的头部和身体,左手掌托于婴儿头枕部,婴儿上身呈半坐卧姿势正对乳母前胸,将婴儿双腿向后夹于右侧腋下。乳母的右手指呈"八"字形扶托左侧乳房。这种哺乳姿势适用于胸部较大的母亲、乳头凹陷而非向外突出或扁平的乳母,以及剖宫产的乳母等。

④ 侧卧式:乳母身体侧卧,头下垫枕头。婴儿侧身与乳母正面相对,母婴腹部相贴,婴儿嘴与乳母乳头处在同一平面。乳母的右手指呈"八"字形扶托右侧乳房。这种哺乳姿势适用于夜晚或者需要休息和剖宫产的乳母。

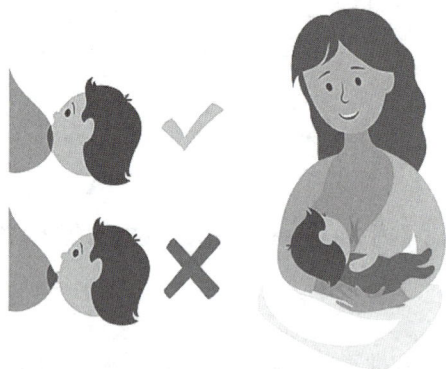

图 2-1-2　含乳姿势

(2) 正确的含乳姿势:婴儿的下颌贴在乳房上,嘴巴张大,将乳头及大部分乳晕含在嘴中,婴儿下唇向外,婴儿嘴上方的乳晕比下方的多。婴儿慢而深地吸吮,能听到吞咽声,表明含接乳房姿势正确、吸吮有效。如图 2-1-2 所示。

乳母可以通过以下方法帮助婴儿正确含接乳头:

① 用乳头轻触婴儿的嘴唇,引导婴儿张嘴。

② 婴儿张嘴后,将其抱在胸前,使婴儿的嘴含住乳头和乳晕,腹部正对自己的腹部。

③ 如果婴儿吃奶位置正确,其鼻子和面颊应接触乳房。

④ 待婴儿开始用力吮吸后,应将婴儿的小嘴轻轻往外拉约 5 cm,目的是确保乳腺管通畅,有利于顺利哺乳。

要点:婴儿需将乳头和大部分乳晕含进嘴里。

3. 哺乳技巧

(1) 每次哺乳时,两侧乳房都要交替着喂。吃空一侧再换另一侧,下次哺乳相反,轮流进行,双乳先后交替喂哺。若一侧乳房奶量已满足婴儿需要,应将另一侧乳汁挤出或吸出。

(2) 哺乳时,妈妈可以用温柔爱抚的眼光注视着婴儿,或是和婴儿说话。

(3) 哺乳结束时,婴儿自己张口,乳头自然从婴儿口中脱出。

(4) 哺乳后,将婴儿竖直抱起,使其头部伏在母亲肩上,轻拍婴儿背部,待其打嗝后将空气排出,可防止吐奶。或让婴儿坐在妈妈腿上,轻拍后背,让婴儿打嗝,以免溢奶(图 2-1-3)。

(5) 喂奶完毕,挤出少量乳汁均匀地涂在乳头上,以保护乳头皮肤。

(四) 哺乳次数

从最初母乳喂养开始就应该坚持顺应喂养的原则,也就是说,母乳喂养应顺应婴儿胃肠道成熟和生长发育过程,从按需喂养模式向规律喂养模式递进。当婴儿饥饿时,一般会以哭闹表示。由于饥饿而哭闹时,乳母就应及时进行喂哺。

需要注意的是,乳母不必强求喂奶次数和时间,一般每天可喂奶 6~8 次或更多,特别是 3 月龄以下的婴儿,哺乳的间隔时间、每天的次数和哺乳时间的长短,应视婴儿体质强弱和吸吮能力而定。

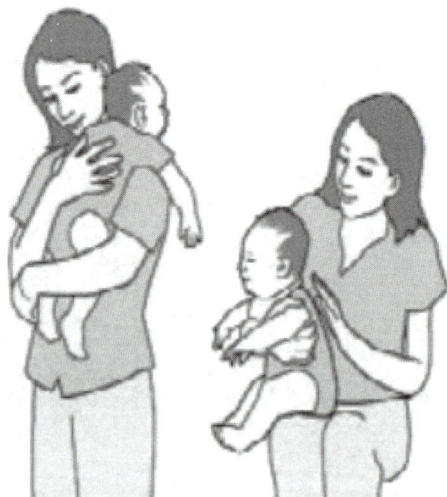

图 2-1-3　哺乳后防止婴儿溢奶的轻拍姿势

理想的喂哺时间最好由婴幼儿自主调节,一般来说,满月时有 90% 的婴儿可以建立基本稳定且适合自己规律的喂养习惯和时间。随着月龄的增加,婴儿胃容量逐渐增加,单次摄乳量也随之增加,喂哺间隔则会相应延长,喂奶次数减少,逐渐建立起规律喂哺的良好饮食习惯。

一般 6 个月内纯母乳喂养,每天喂哺次数为 6～8 次或更多;7 个月龄开始,在母乳喂养的基础上,开始全面添加辅食。7～9 个月母乳喂哺每天应保证不少于 4 次,母乳量每天不应低于 60 mL;10～12 个月母乳喂哺应每天 3～4 次,母乳量每天约 600 mL;13～24 个月每天母乳量约为 500 mL。

婴儿每次吃奶持续时间取决于婴儿的需求。一般情况下 15～20 分钟,但每对母婴都存在个体差异,一般有效吸完一侧乳房,最初 4 分钟可获得 80% 乳量,10 分钟几乎达 100%。

(五) 母乳充足的判断标准

1. 母乳充足的标准

(1) 喂奶前乳母乳房胀满,喂奶后乳房较软。

(2) 喂奶时听见婴幼儿连续有节律的几次到十几次的吞咽声。

(3) 乳母有下奶的感觉。

(4) 喂奶后婴儿能安静入睡或自己吐出乳头玩耍。

(5) 婴儿大便正常,每天 2～4 次,金黄色,呈糊状。

(6) 尿布 24 小时湿 6 次及以上。

(7) 婴儿体重增加明显,按新生儿体重变化规律,出生后第 10 天体重开始增加,满月时可增加 600 g。6 个月以内,每个月体重增加 600～800 g。6 个月后婴儿体重增长速度有所减慢,每月增长 240～480 g。

(8) 定期测婴儿的身高、体重、头围、胸围,标记为成长曲线,判断婴儿的生长发育是否正常,以此判断婴儿较长一段时期的摄乳量是否充足。

2. 母乳不足的表现

(1) 乳母感觉乳房空。

(2) 婴儿吃奶时间长,用力吸完却听不到连续的吞咽声,有时突然放开乳头,婴儿会啼哭不止。

(3) 婴儿睡不香甜,经常吃完奶不久就哭闹,来回转头寻找乳头。

(4) 婴儿大小便次数少、量少。

(5) 婴儿体重不增或增长缓慢。

(6) 通过儿童成长曲线判断。

如果发现母乳不足,应及时查明原因,采取相应措施,不要轻易放弃母乳喂养。

(六) 判断婴儿饥饱的方法

(1) 喂奶时,伴随着婴儿的吸吮动作,有"咕噜咕噜"的吞咽声。

(2) 喂哺后,婴儿感到满足,表情快乐,能安静入睡,表明母乳充足,婴儿吃饱。

(3) 大小便次数正常。新生儿头几天每天排尿 4～5 次,随着哺乳的增多,尿量也在增多。大致出生后 1 个月时,1 天约 14 次。排尿次数是吃乳次数的 3 倍左右。

四、母乳喂养常见的问题及处理

(一) 生理性腹泻

(1) 表现:吃母乳的婴儿,大便次数多,每天多达 7～8 次,呈稀水样,带奶瓣或少许透明的黏液。除拉稀外,多无其他症状,不发热,尿量足,精神好,体重增长正常。

(2) 原因:婴儿体内消化酶不足,其消化能力有一定的限度,如果母乳浓稠,超过其消化的承受力,则有可能发生腹泻。

(3) 处理:生理性腹泻无须药物治疗,随着婴儿消化功能日趋完善,可不治自愈。另外,生理性腹泻并不影响婴儿的生长发育,因此也不必为了使婴儿大便成形而放弃母乳喂养。

(4) 其他:由于大便次数多,要加强对婴儿臀部的清洁护理,及时更换尿布,并用温水清洗臀部及会阴处,洗后擦些鞣酸软膏保护皮肤。

（二）乳头错觉

（1）表现：婴儿由于习惯奶瓶或橡皮奶头而拒绝吸吮乳头的现象。

（2）原因：婴儿出生后，妈妈暂时没有母乳，于是用奶瓶喂奶，等妈妈下奶了，改成母乳喂养时，婴儿因不适应而拒绝吃妈妈的奶。

（3）处理：婴儿出生后，应首先吸吮妈妈的乳头，即使母乳不足，需要奶瓶喂养时，注意不要使用橡皮奶头、奶瓶喂婴儿，应使用小匙喂。

（三）乳房胀痛

（1）表现：乳房胀满，有硬块，乳汁排出不畅，严重时可引起妈妈发热。

（2）原因：考虑是不是乳腺内有淤乳，使乳腺管堵塞，或是没有及时喂奶。

（3）处理：换合适的乳罩，以改善乳房的血液循环；清洁乳头，按摩乳房，用手轻轻地将肿块向乳头方向推挤，驱赶淤积的乳汁；调整饮食，不要再吃下奶的食物；勤吸吮，哺乳前可用热毛巾热敷乳房，哺乳后，将剩余的乳汁挤出或用吸奶器吸出。

（四）溢奶

（1）表现：出生后第一周，多数新生儿有溢奶现象，乳汁从胃倒流入食管，从口中溢出。若吃奶前哭闹的时间长，咽下空气，更容易溢奶。

（2）处理：喂完奶后，把新生儿竖着抱起来，轻拍其后背，新生儿胃里的空气能通过打嗝排出来。采用头稍高侧卧位，过半个小时以后再变换睡觉的姿势，可减少溢奶。

（五）母乳性黄疸

（1）表现：母乳性黄疸患儿主要出现皮肤发黄，黄疸可持续3周到3个月的时间。新生儿一般情况良好、吃奶佳、睡眠正常、大小便正常，生长发育良好。

（2）原因：健康足月或近足月的母乳喂养儿中，以未结合胆红素升高为主的高胆红素血症。

（3）处理：母乳性黄疸婴儿一般生长发育良好，无任何临床症状，无须治疗，黄疸可自然消退，应继续母乳喂养。若黄疸明显，累及四肢及手足心，则应及时就医。如果血清胆红素水平大于 $15\sim20\,mg/mL$，且无其他病理情况，建议停喂母乳3天，待黄疸减轻后，再恢复母乳喂养。停喂母乳期间，母亲应定时挤奶，维持泌乳，婴儿可暂时用配方奶喂养。再次喂母乳时，黄疸会有反复，但不会达到原有程度。

五、提高母乳喂养成功率措施

视频

2-1-1:母乳喂养

（一）树立信心

产后泌乳是自然的生理现象，妈妈要树立信心，相信自己能够分泌充足的乳汁哺育婴儿。家人及亲友也要给予乳母支持，给妈妈母乳喂养创造一个良好的环境。此外，乳母要保持足够的睡眠和规律的生活，保持心情愉快，也可促进乳汁的分泌。

（二）及早开奶

通常把新生儿第一次吃母乳称为开奶。早开奶是母乳喂养成功的关键之一。新生儿的吸吮刺激越早，越能促进乳汁的分泌。新生儿出生后半小时即应让其吸吮乳汁，在刺激乳汁分泌的同时，新生儿也能得到营养和免疫物质，增强生存活力。

（三）按需哺乳

母乳喂养应不定时地按需哺乳，新生儿期可增加喂奶次数。大量研究表明，婴儿对得到频繁喂奶有惊人的适应能力。

（四）增加营养

母亲摄取的营养直接影响乳汁的质量，因此母乳喂养的妈妈要加强营养，多食用营养丰富且易消化的食物,如瘦肉、鱼、蛋、牛奶、豆类等,同时多吃富含维生素和微量元素的新鲜蔬果,以增加乳量,提高奶质,满足婴儿身体发育的需要。

育儿宝典

快速产奶法

如果母亲因为休息不好、情绪不好、生病或是过度劳累,而导致自己的奶水明显减少、不够宝宝吃的时候,可以采用这种快速产奶法。具体做法是:选一些质量好的奶粉,冲上一大杯喝,然后用桶泡脚,一边泡一边再喝上一大杯,两杯奶粉下肚后,血气会明显增加。泡脚可以加快血液循环,使血液通过乳房的量增大,速度加快,自然就能增加乳汁的分泌。泡脚时不要泡到全身大汗,感觉全身发热、微微出汗就行了,这时你就会发现乳房慢慢地变充盈了。

任务思考

1. 简述母乳的营养价值。
2. 简述母乳喂养的好处。
3. 正确的喂哺姿势有哪些?
4. 判断母乳充足的标准有哪些?
5. 母乳喂养常见的问题有哪些?
6. 提高母乳喂养成功率的措施有哪些?

任务二　指导人工喂养

案例导入

在婴幼儿的成长过程中,充足的钙质摄入是至关重要的。为了满足这一需求,我们应当选择那些钙含量和浓度较高的配方奶粉来喂养他们。然而,有时即使选择了高钙配方奶粉,仍可能存在钙摄入不足的情况。在这种情况下,适当增加奶粉的浓度是一种可行的解决方案。

您如何看待这一问题呢? 是否认同通过调整奶粉浓度来补充婴幼儿所需的钙质?

一、人工喂养的意义

因母亲奶水不足或疾病等其他原因导致不能母乳喂养,而完全采用牛奶、羊奶、配方乳粉等代乳品喂养婴儿,称为人工喂养。人工喂养虽不如母乳喂养优越,但如能选择优质乳品,如鲜牛奶、鲜羊奶或专为婴儿设计配制的含有 DHA 和 AA 成分的婴幼儿配方奶,并调配恰当。注意消毒,仍可以满足婴儿的营养需要,使婴儿正常生长发育。

二、人工喂养的方法

(一) 选择乳品

1. 配方奶粉

配方奶粉是以新鲜牛乳(或羊乳)为主要原料,脱去其部分盐分(鲜牛奶含无机盐较多,易使胃酸下降,不利消化),加入乳清蛋白,调整酪蛋白的比例,使之接近人奶,并以植物油置换部分乳脂肪,使其不饱和脂肪酸增加,再加入各种维生素和微量元素铁、锌、铜等。配方奶粉的营养成分接近母乳,更适合婴儿生长发育的需要。但配方奶粉缺乏母乳中含有的免疫活性物质和酶类,故不能代替母乳。

2. 鲜牛奶

牛奶是婴儿较理想的食物,但因鲜牛奶的营养成分及某些营养素之间的比例尚不及母乳,因此完全用鲜牛奶喂养婴儿,需将牛奶加以调制,使之接近母乳的成分。

3. 鲜羊奶

羊奶营养价值也很高,与牛奶营养成分近似,蛋白质含量稍高于牛奶,并且乳白蛋白含量较高,也易于婴儿消化吸收。但因羊奶含维生素 B_{12}、叶酸较少,含铁也少,单纯长期吃羊奶易导致营养性巨幼细胞性贫血。故以羊奶喂养婴儿应添加维生素 B_{12} 和叶酸(可通过辅食补充)。

4. 其他代乳品

豆浆亦是合乎婴儿营养需要的代乳品,其他或以大豆粉为主,加米粉、蛋黄粉、骨粉、蔗糖等配制而成的豆制代乳品可供 3 个月以上婴儿食用。需补充鱼肝油。

(二)奶量计算法

婴儿每日所需奶量因人而异,一般可按蛋白质的需要量计算。人工喂养婴儿每日需蛋白质 3.5～4.0 g/kg,每 100 mL 牛奶含蛋白质 3.2～3.5 g,故人工喂养每日需牛奶 100～120 mL/kg(kg 为婴儿的体重)。人工喂养不要喂得过量,以免增加婴儿消化器官的负担。

婴儿每日约需水 150 mL/kg,除所供牛奶量外,余下的水分可以温开水分次在哺乳之间喂哺。婴儿满半岁后,辅食渐多,每日供应 500～1 000 mL 牛奶即可。

(三)奶具的选择

常备的婴幼儿奶具包括奶瓶、奶嘴、奶瓶消毒锅、暖奶器、奶瓶刷和奶嘴刷。

1. 奶瓶

奶瓶的材质主要有玻璃、塑料和硅胶。玻璃奶瓶较重且易碎,易有划痕和老化,但无须担心加热消毒时会释放有害物质,且容易清洗。塑料奶瓶与此正好相反。不过,加热会析出有害物质(双酚 A)的塑料奶瓶已经被禁止生产销售,取而代之的是聚丙烯(PP)、聚亚苯基砜树脂(PPSU)、聚醚砜(PES)等塑料材质的奶瓶。硅胶奶瓶用无色、无味、无毒的液态硅胶制成,不含双酚 A,也不会破碎,而且瓶身柔软如肌肤,轻巧耐用,耐热,抗化学腐蚀,不易老化、变形与碎裂,同时易于清洗与消毒,透明度高,携带方便,只是价格较高。

奶瓶有小、中、大型号。新生儿喂奶次数多而量少,可以准备 5～6 个小号的奶瓶。3～4 个月以后,一次喂奶量增多,需要准备 3～5 个中号的奶瓶。随着婴幼儿不断长大,一次喂奶量更多,需要准备 2 个大号的奶瓶。

2. 奶嘴

奶嘴的材质主要分为乳胶和硅胶两种。乳胶奶嘴一般很软,无色、有味道,弹性较差。硅胶奶嘴一般无色、无味、无毒,而且软硬适中,弹性很好,与人的乳头触感十分相似,是哺乳期婴幼儿的最佳选择。

奶嘴按口径大小的不同可分为标准口径奶嘴和宽口径奶嘴。标准口径奶嘴对应标准口径奶瓶,宽口径奶嘴对应宽口径奶瓶。

奶嘴按形状的不同可分为仿真奶嘴和普通奶嘴。仿真奶嘴比较柔软,奶嘴整体形状饱满,奶嘴头外面呈波浪形凸起,吃奶时可以去舌苔,里面是平滑的,容易清洗。因为其外形和乳母的乳头非常相似,故称为仿真奶嘴。

奶嘴按功能的不同可分为自动进气孔奶嘴和非自动进气孔奶嘴。自动进气孔奶嘴在婴儿吸奶时,外界空气会通过进气孔自动进入奶瓶中,使奶瓶内空气始终保持一定的压力,确保奶水平缓流出。最好给婴儿选择自动进气孔奶嘴。

奶嘴按开口形状的不同可分为圆孔形的、"Y"字孔形的和"十"字孔形。圆孔形的又分为小孔(S)、中孔(M)、大孔(L)3 个型号。一般来说,小孔一般适合 3 个月以内的婴儿使用;中孔一般适合 6 个月以下婴儿使用,用此奶嘴吸奶与吸妈妈乳房所出的奶量及所做的吸吮运动的次数非常接近;大孔适合 9 个月以上的婴儿。"Y"字孔形的奶嘴适合已经完全可以自我控制吸奶量的婴儿。"十"字孔形的奶嘴开口比较大,适合吸果汁等。需要注意的是,奶嘴的型号因品牌不同而有所差异,各个品牌的型号标识和适合对象也都不一致。

喂养者一定要根据婴儿的月龄段和吃奶情况及时更换奶嘴。若婴儿吃奶比较急,吃的速度比较快,说明奶嘴太大,不适合婴儿,需要更换成小号的奶嘴。若婴儿吃奶很慢,很长时间还无法吃完奶瓶中的奶液,说明奶嘴太小了,需要更换成大号的奶嘴。

3. 暖奶器

暖奶器是指用于保温或加热各种奶制品的家用电器。对于小月龄段的婴儿来说,暖奶器可以用于已冲泡好的配方奶的保温。有的暖奶器还兼具消毒功能,可以对奶瓶和奶嘴消毒。

暖奶器的类型比较多,喂养者可以根据实际需要购买。对于托育机构而言,最好选择可以一次性容纳多个奶瓶的暖奶器。如果经济条件允许,喂养者也可以选择兼具冲泡奶粉、暖奶和消毒功能的冲奶机。

4. 奶瓶刷和奶嘴刷

奶瓶刷和奶嘴刷主要用于清洁奶瓶和奶嘴。从材质上看,主要有尼龙、海绵和二者合一的 3 类,喂养者可以根据所使用奶瓶的耐磨性等因素选购自己需要的奶瓶刷和奶嘴刷。

尼龙奶瓶刷刷洗效果较好,主要用于刷洗玻璃奶瓶,一般不建议用尼龙奶瓶刷刷洗塑料奶瓶。海绵奶瓶刷可以放心地用于刷洗塑料奶瓶,因为海绵有弹性,一般不容易清洗的瓶肩部分也可以被洗得干干净净。奶嘴刷因为是用于刷橡胶或硅胶奶嘴,所以最好选海绵的材质。一般而言,每次使用完奶瓶和奶嘴后,都应用奶瓶刷和奶嘴刷进行彻底清洁,以防止奶垢残留滋生细菌。

需要注意的是:①在清洁奶嘴时,一定要轻轻地进行,以防奶嘴裂开;②注意清洁工具的清洁,因为如果不注意,清洁工具就会成为细菌滋生的场所;③奶瓶刷和奶嘴刷是消耗品,如果出现磨损要及时更换。

5. 吸奶器

吸奶器一般分为手动吸奶器和电动吸奶器。两种吸奶器各有特点。手动吸奶器便携,力度好掌握,但是速度慢、效率低。电动吸奶器省时省力,效率高,但是价格略高。

(四) 奶液的调配

1. 配方奶粉

(1) 备好清洁奶瓶,煮沸的水凉至 40～60℃(水温过高使乳清蛋白凝块,影响消化吸收;容易破坏奶粉中对热不稳定的维生素),取适量倒入奶瓶。

(2) 用专用奶粉勺将需要的奶粉舀出倒入奶瓶。一般奶粉和水的比例是 1∶4,奶粉过浓或过稀对婴儿均不利,可引起消化功能紊乱。不同品牌配方奶的冲调比例不同,具体需要按照配方奶粉包装上的说明冲调。

(3) 盖紧瓶盖,轻轻摇动奶瓶至奶粉完全溶解。

2. 鲜牛奶

(1) 加糖。牛奶所含的乳糖比母乳少,按 5%～8% 的比例加糖(每 100 mL 牛奶加 5～8 g 糖),可使牛奶所提供的热能接近母乳。

(2) 稀释。用鲜牛奶喂养新生儿,应用温开水或米汤将其稀释。

原因:牛奶中无机盐的含量比人奶中的含量多,而且不易消化的酪蛋白较多,需要稀释处理,使其更接近母乳的含量。

方法:可用温开水或米汤将鲜牛奶稀释。出生两周内,牛奶与水(或米汤)的比例为 2∶1;第 3～4 周,比例可调整为 3∶1,再逐渐增到 4∶1;满月后可用不加稀释的全乳。

米汤的制法:按白米 5～8 g 加水 100 mL 的比例,用文火煮 30 分钟左右。用双层纱布过滤,将滤液加开水至 100 mL 备用。

(3) 煮沸。将牛奶加热煮沸 3～5 分钟,可以达到杀菌消毒的效果。同时,煮沸可使酪蛋白的颗粒变小,在胃内形成较小的乳凝块,提高鲜牛奶的消化吸收率。因鲜牛奶缺乏维生素 A,在煮沸时维生素

C 易被破坏,需要另添加鱼肝油和果汁、菜水等,以补充维生素 A 和维生素 C。

(五) 喂奶的方法

(1) 检查奶嘴:把盛满奶液的奶瓶倒置,观察奶嘴滴奶情况,以一滴滴流出为宜。如果奶液呈线状流出或流出很慢,说明奶嘴孔过大或过小,需更换。

(2) 测试奶温:把奶液滴到手腕内侧,感到不冷不热即可,或把奶瓶贴到面颊上,不感到烫或冷,说明和体温接近,可以喂食。

(3) 抱起喂奶:将婴幼儿抱起,斜靠在成人臂弯中成半坐位,用奶嘴轻触婴幼儿的嘴角,当婴幼儿张嘴时将奶嘴放入婴幼儿口中,让婴幼儿深深含住奶嘴。将奶瓶向上倾斜,使奶嘴部分充满奶液,从而尽量减少空气的吸入(图 2-2-1)。注意奶瓶不要过分上翘压迫上唇,否则会影响婴幼儿上颌骨。

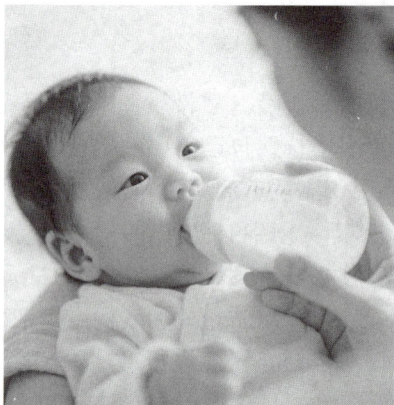

图 2-2-1 奶瓶喂养

喂毕,轻轻竖抱婴儿,拍其背部至打嗝。

一般来说,每次喂奶时间在半小时以内,有的婴儿只需要 10 分钟。尽量让婴儿自己控制喝奶的过程、速度和奶量。如果婴儿在喝奶过程中停下来环顾四周、摸奶瓶等,这时不要催促,以尊重婴儿的意愿为宜。

(六) 注意事项

(1) 每次应适量冲调牛奶,以减少浪费。牛奶不宜储存,易变质,婴儿每次吃时都应重新冲调,并煮沸食用。

(2) 每次哺乳之前应测试温度,可将调配好的奶粉滴几滴在大人手腕内侧皮肤上,以不烫为准。

(3) 人工喂养或混合喂养的婴儿在两次喂奶之间需加喂一些温开水,给婴儿补充水分。牛奶中的矿物质,如钙、磷、钠、钾是母乳的 3 倍之多,未被吸收的矿物质则需要从肾脏排出,而婴儿的肾脏功能还未发育成熟,因此需要一些水分来促进多余的元素从尿中排出,从而减轻肾脏的负担。给婴儿喂温开水还可以帮助婴儿清洁口腔。

三、人工喂养常见的问题及处理

(一) 婴儿不爱喝配方奶

婴儿不接受配方奶可能有以下几种原因:婴儿已经习惯了母乳,不适应配方奶的味道;婴儿不喜欢某种口味的配方奶;原来的奶嘴或奶瓶已不适合婴儿了;喂养人或生活环境发生了变化;婴儿刚刚接种了疫苗,等等。此外,喂奶量过多,到 3 个月左右时婴儿可能出现厌奶现象。

应对的方法有以下几种:

(1) 更换合适的奶嘴,或换另一种配方奶试试。

(2) 如因接种疫苗的反应或环境变化所致,一般 3~5 天后婴儿可逐渐适应。

（3）婴儿不想喝奶时不要强迫。开始时婴儿可能会因拒绝配方奶而饿一两顿,如果此时大人妥协,将前功尽弃,只要坚持一下,婴儿将很快接受配方奶。

（二）婴儿吃吃停停

人工喂养的婴儿吃奶时如果吃吃停停,很可能是因为奶嘴过硬或者奶洞偏小,这时应及时为婴儿更换合适的奶嘴。

（三）婴儿便秘

有的配方奶中含有棕榈油、乳脂等成分,这些成分进入婴儿的肠道后,会生成一种叫皂钙的不溶物质,从而引起大便硬结。

当婴儿吃配方奶出现不良反应后,可采取以下应对措施:①更换其他品牌的配方奶。如果婴儿所吃的配方奶含有棕榈油、乳脂等成分,婴儿又出现了便秘,可以另选其他品牌的配方奶,如可选含有精制植物油的配方奶。②在两次喂奶间隔给婴儿喂水,以防止婴儿大便硬结,同时培养婴儿定时排便的习惯。③按摩婴儿腹部,增强婴儿的肠道蠕动,加快食物消化,从而缓解便秘。按摩时一定要轻柔,还要注意保暖。

（四）婴儿拒绝奶瓶

吃过母乳后又不得不进行人工喂养的婴儿容易出现拒绝奶瓶的现象,有些婴儿也可能由于不能接受奶嘴的喂养方式而从一开始就拒绝奶瓶。对于拒绝奶瓶的婴儿,在没有母乳喂养的情况下,需要尝试各种方式让婴儿逐步接受。可以让婴儿稍微饿一下,然后在此期间陪婴儿玩耍片刻,做些按摩等舒缓动作,待婴儿感到饥饿时,会更容易接受奶瓶。

2-2-1:人工喂养

育儿宝典

不要让婴儿自己抱奶瓶躺着喝奶

不要让婴儿自己抱着奶瓶躺在床上喝奶,原因如下:
（1）婴儿容易将奶吸入气管而发生窒息。
（2）液体会经由耳咽管聚集在中耳处,易滋生细菌而造成感染。
（3）会失去在喂奶过程中建立亲密亲子关系的机会。
（4）躺在床上喝奶很容易一喝完就入睡,长此以往,婴儿会养成睡前含奶嘴的不良习惯,对将来断奶不利。

任务思考

1. 简述人工喂养的意义。
2. 简述喂奶的方法。
3. 如何挑选奶瓶?
4. 人工喂养常见的问题有哪些?

任务三　指导混合喂养

案例导入

新手妈妈小英因为奶水量不足,决定采取混合喂养的方式。她发现这种方式非常有效,弥补了奶水不足的问题。随着时间的推移,她逐渐减少了母乳喂养的频率,转而更多地依赖配方奶粉。最终,她的奶水量几乎完全消失了。

面对这种现象,我们不禁思考其中的原因和可能产生的影响。首先,混合喂养确实是母乳供应不足常见的解决方案。然而,减少母乳喂养的次数可能会导致乳腺分泌量进一步下降,形成恶性循环。此外,母乳不仅提供了必要的营养,还包含了对婴儿免疫系统至关重要的抗体。因此,过度依赖配方奶粉可能会削弱婴儿的免疫力。

为了更好地支持母乳喂养,建议新妈妈们寻求专业的哺乳顾问帮助,了解如何通过正确的姿势、饮食和休息来增加奶水量。同时,家庭和社会的支持也非常重要,给予新手妈妈们更多的理解和鼓励,帮助她们克服困难,坚持母乳喂养。

对此你有何看法?是否认同上述观点,或者有其他建议和经验分享?

一、混合喂养的意义

混合喂养是指母乳不足或母亲因工作等原因无法完全母乳喂养时,通过添加配方奶或其他乳制品来满足婴儿营养需求的喂养方式。

1. 混合喂养可以保障营养供给

当母乳不足时,混合喂养可以通过添加配方奶等方式,确保婴儿获得充足的营养,支持其健康成长。

2. 混合喂养可以促进母乳分泌

尽管母乳不足,但混合喂养仍可刺激乳房,促进乳汁分泌。有时,经过一段时间的混合喂养后,母亲可能会重新实现纯母乳喂养。

3. 混合喂养可以提高免疫力

母乳中的活性成分有助于提升婴儿的抵抗力,降低患病风险。混合喂养虽然不如纯母乳喂养在这一方面效果显著,但仍能让婴儿在一定程度上受益于母乳的保护作用。

二、混合喂养的方法

(一) 补授法

因母乳不足,须增加牛奶或其他乳品、代乳品来喂哺婴儿,即为补授法。6个月以内的婴儿宜用补授法。坚持母乳优先的原则,每次哺乳前,先喂母乳,将乳房内的乳汁吸空,这样有利于刺激乳汁的分泌。

补授牛奶的量可视婴儿的反应而定。若婴儿吃饱后,能够自己松开橡皮奶头,安静入睡,睡眠质量好,且每天大便2~4次,体重增长正常,则表示奶量充足。

(二) 代授法

如果母乳充足,只是因工作或其他原因而不能按时哺乳时,用其他乳类替代1至数次母乳,称代授法。母亲上班时,要将乳汁及时挤出至消毒奶瓶中,放进冰箱冷藏,喂前隔水加热或煮沸消毒。

给婴儿喂配方奶粉或牛奶时要少加糖,以免婴儿喜甜而拒食母乳。哺乳期母亲不要偏食挑食,不宜吃辛辣刺激食物。

6个月以后,婴儿已添加辅食,母乳不足时可逐渐由混合喂养过渡到断母乳。

三、混合喂养注意事项

1. 坚持母乳优先原则

混合喂养时,坚持母乳优先的原则。先喂母乳,坚持按需哺乳,每天不少于3次,每次哺乳需让婴儿充分吮吸,直至两侧乳房吸空或婴儿自然离乳,再根据婴儿需求补充配方奶,可以使母乳分泌持续一段时间。缺点是因为母乳量少,婴儿吮吸时间长,易疲劳,可能没吃饱就睡着了,或者频繁哭闹,所以喂奶量就不易掌握。

2. 不要放弃母乳喂养

母乳对婴儿的健康成长益处显著,因此在混合喂养过程中,尽量不要放弃母乳喂养。要让婴儿经常吮吸乳头,同时母亲需保持愉悦的情绪,坚持母乳喂养。避免让婴儿过早、过多地依赖配方奶。

3. 按规律进行哺喂

母乳喂养的婴儿最好按需哺乳,配方奶喂养的婴儿则可以按照固定的规律喂食,所以,在混合喂养婴儿时,也要注意尽量按规律喂食。按规律喂食有利于婴儿吸收营养,也可避免过度喂养现象的发生。加配方奶后,婴儿的喂奶间隔时间会比单纯母乳喂养时间延长 0.5～1 小时。

4. 夜间尽量母乳喂养

夜间妈妈休息,乳汁分泌量相对增加,婴儿需要量又相对较少,此时尽量采用母乳喂养。

5. 控制奶粉量

在混合喂养中,应尽量控制配方奶粉的量,以保证宝宝更多地吃到母乳,促进乳汁分泌。

6. 观察婴儿的反应

密切关注婴儿的吃奶情况、排便情况和体重增长情况,以便及时调整喂养方案。

7. 避免乳头混淆

在母乳喂养和人工喂养之间频繁切换可能会导致婴儿乳头混淆,因此在引入奶瓶时要逐渐过渡。

8. 保持母乳供应

通过频繁地吸吮和适当地护理,保持母乳的供应,避免因母乳不足而完全依赖配方奶。

9. 注意婴儿的水分补充

在两次喂食之间需要适当补充水分,特别是在炎热的夏季或干燥的环境中。

请注意,每个婴儿的情况都是独特的,因此在实施混合喂养时,应根据婴儿的具体需求和反应进行调整,并在必要时寻求专业医疗人员的指导。

育儿宝典

科学选择奶粉

选择奶粉时应综合考虑宝宝的年龄段、品牌信誉、奶源地、配方营养、口感口味、价格性价比以及售后服务等因素。同时,要注意查看奶粉的生产日期、保质期和营养成分表等信息,确保选择的奶粉符合宝宝的营养需求和健康安全标准。

(1)年龄段:选择适合宝宝年龄段的奶粉。0～6 个月的宝宝需要着重增强吸收力;6～12 个月的宝宝需要着重增强免疫力;1～3 岁的宝宝需要着重考虑智力和认知能力。

(2)品牌信誉:选择有良好品牌信誉的厂家生产的产品,可以保证产品的品质和安全。

(3)奶源地:选择来自优质奶源地的产品,如荷兰、新西兰等奶源地产品,以保证奶源的品质和安全性。

(4)配方营养:根据宝宝的营养需求选择配方奶粉。应注意奶粉中蛋白质、碳水化合物、脂肪等营养成分的比例和含量,以及是否含有 DHA、ARA、益生菌等有益成分。

(5)口感和口味:选择宝宝喜欢的口感和口味,可以先从小包装开始尝试,避免浪费。

(6)价格和性价比:根据自己的经济能力选择性价比高的奶粉。

(7)售后服务:选择提供良好售后服务的品牌,以便在使用过程中得到及时的帮助和指导。

任务思考

1. 简述混合喂养的意义。
2. 简述混合喂养的方法。
3. 简述混合喂养存在的问题。

任务四　认识婴幼儿断奶常识

案例导入

随着孩子的成长,他们开始能够接受奶粉和辅食,小英决定给孩子断奶。在这个过程中,小英的婆婆提出了一个独特的建议,建议小英外出旅行几天。孩子在看不到母亲、闻不到母乳味道的情况下,自然就会减少对母乳的需求。对于小英婆婆的这个建议,您怎么看呢?

一、断奶的必要性

断奶是指中断母乳喂养,改用普通食物喂养。对婴儿来说,母乳是最佳食物。但由于妈妈产假结束要开始上班工作或其他原因,不能继续进行母乳喂养时,则需要考虑断奶的问题。这个阶段的婴儿,乳类仍是其主要食物,如果母乳充足,就应坚持继续喂养,辅食只是作为婴儿营养的补充。

断奶对婴儿来说,是一个巨大的考验。婴儿不仅要在生理上适应食物品种、喂养方式的改变,更重要的是在心理上需要适应许多变化。断奶没有必要分离母子,如果妈妈长时间地和婴儿分离,会使婴儿缺乏安全感,还可能产生强烈的焦虑情绪,对婴儿的生理和心理都造成不良影响。因此,科学断奶非常重要。

二、科学断奶的方法

(一)断母乳的基础

半岁左右的婴儿对营养的需求也逐渐增加,母乳的量以及营养难以完全满足婴儿的生长发育需要了。同时,这个月龄左右的婴儿口腔唾液淀粉酶的分泌功能日趋完善,对乳类以外食物的消化能力增强,伴随着乳牙的萌出,可以逐渐给婴儿添加半流质的泥糊状辅食,并适当减少白天母乳喂哺的次数,为断离母乳做好准备。

断离母乳的过程是一个循序渐进的过程。母乳喂养的婴儿要学会吃辅食和配方奶,才能保证成功断母乳。所以添加辅食是这一阶段的重要步骤。

(1)在母乳喂养的间隔,哺喂1～2次牛奶或配方奶粉等代乳品。

(2)适当添加流质辅食,如蛋黄、水果汁、蔬菜汁等。

(3)断奶宜在辅食添加顺利的情况下进行,米粥、软饭、肉末、面条、蔬菜等辅食逐渐成为婴儿的主食。尽量多地变换辅食的种类,尽量少地使用调味品,避免婴儿偏食、挑食。

(4)断奶后,每天仍需要给婴儿哺喂1～2次牛奶或其他代乳品。虽然婴儿已能吃固体食物,但是奶类食品含有优质蛋白质,容易被消化和吸收,仍是婴儿重要的营养来源,因此,妈妈应继续选择优质的牛奶或代乳品作为婴儿营养的补充。

(5)断奶的时间宜选在温度适宜的春秋季节,不宜选择炎热的夏季。因为夏季气温较高,婴儿的消化系统功能降低,抵抗力减弱,容易出现消化不良,遇到这种情况,可以将断奶时间适当后延,避开此季节。

(6)婴儿生病时,不宜断奶,可在病愈后慢慢断奶。

(7)断奶时除了要注意婴儿的生理上有何不适,还要注意婴儿心理的变化。婴儿在这个时期可能会更加依恋母亲,因此,妈妈要给婴儿多一些呵护,让婴儿感觉到虽然吃不到母乳,但是妈妈还是在他身边,以免因不安而产生焦虑感。

(二)断母乳的时间

关于断母乳的具体月龄,国内和国外专家有不同的建议,大体如下:

（1）国内专家建议：1 岁以后的母乳数量和质量会有所下降，所以认为婴儿能吃 1 年母乳，这对婴儿来说已经很幸运了。婴儿什么时候断母乳，与母亲的母乳多少有关。如果母乳充足，婴儿可以食用 1 年，可在 12 个月时再断；如果母乳本来就不够，8 个月左右就更少了，已经不能满足婴儿的需要，这时就应该给婴儿断母乳，所以 8～12 个月都是断母乳的好时期。如果这一时期，婴儿还没有适应辅食，就不要急于断母乳，应该继续训练婴儿吃辅食的能力。如果过渡没有做好，其结果不仅导致断母乳的失败，也会影响婴儿的生长发育。

（2）国外专家建议：美国儿科医学会建议喂哺母乳至少到婴儿 1 岁以后，婴儿能吃多久就吃多久，直至母子双方都认为可以断母乳的时候为止。世界卫生组织建议母乳喂养可持续到 1 周岁，如果母乳质量很好的话，可以喂到 2 岁或更长。

（三）断乳后的饮食要求

1～2 岁是断母乳后的一个关键期，是婴儿从母乳混合喂养或人工喂养的方式向成人化饮食模式转变的交替时期。这个时期的婴儿，饮食会有些变化。例如喝奶，刚开始 1 天 4 次，后来逐渐变为 1 天 3 次或 2 次。食物的种类也在不断变化，原先不能吃的东西也要逐渐加入进来，由最初的稀饭、软饭、烂面条逐渐变成一些干饭。等婴儿到了 2 岁以后，其饮食结构已经跟成人基本相似了，一日 3 餐，外加 2 次点心。

避免用低蛋白、低热能的辅食喂养婴儿。部分家长在断奶后只给婴儿喂米糊、面糊等，这些食物体积大、水分多，含一定量的糖类，但蛋白质和其他营养素的含量较低。长期食用此类食物，虽然婴儿体重可能达标，但生长发育不理想，免疫功能低下，容易患病。断离母乳后要提供足够的热能和三大营养素，因此辅食应荤素合理搭配，并注意含有一定量的脂肪，要减少粗纤维和其他不易消化的物质，并可在医生指导下合理补充某些维生素和矿物质，如维生素 A、维生素 D、钙、铁等。高质量的菜粥和烂面条就是一种很好的辅食。

三、断奶常见的问题及处理

在断母乳的过程中可能会遇到很多问题，让妈妈措手不及。

1. 婴儿毫无食欲兴趣

婴儿出生是瓜熟蒂落的事情，喝奶又是婴儿生来就会的，那么断母乳同样也是一种水到渠成的事情。婴儿从最初本能的喝奶反应到 4～6 个月时主动对食物产生兴趣，也是一种规律。大人吃饭时，他会眼巴巴地看着，会随着大人的嘴巴一动一动地咀嚼，有时还会淌口水，这说明他有了进食的欲望，已经具备了接触半固体食物的条件。如果这个时候给他东西吃，他就会"吧嗒吧嗒"地吃起来。如果婴儿没有食欲，千万不能硬塞，可能是发育没到这一阶段，还不具备进食的条件。

我们要帮助婴儿接受新的食物。首先，要让婴儿熟悉食物。通过反复接触各种食物的味道、质地或外观学习和接受新食物。接着，要让婴儿通过观察学习对食物的选择，特别是观察和模仿父母或者主要喂养者的饮食行为方式，让婴儿知道怎么吃，吃多少。也可以通过联想学习的方式让婴儿接受新食物。如将婴儿喜欢的味道（甜味）和不喜欢的味道一起反复呈现，使婴儿尝试接受新食物。

2. 婴儿大声哭闹

哭是婴儿解决问题的主要方式，父母最舍不得婴儿哭泣。断母乳时，吃不到熟悉的母乳，婴儿肯定哭闹。如果母亲心一软或态度不坚决，就会放弃。这样，反反复复，就会使先前为了断母乳所做的一切准备前功尽弃，这也是许多妈妈所困扰的事情。为了婴儿的营养需要，妈妈在条件成熟时一定要意志坚定，断奶才能成功。

采用转移婴儿注意力的方法。当婴儿开始哭闹时，可以尝试用玩具或者其他有趣的东西来吸引婴儿的注意力，从而暂时忘记想吃奶的想法，也可以通过分散婴儿注意力减少奶量需求。在婴儿表现出想要吃奶的迹象时，可以给予一些固体食物，如米糊或营养米粉，让婴儿感到饱腹，从而减少对母乳的需求。同时，安抚婴儿。断奶期间，婴儿可能会感到不安和焦虑，家长应该给予更多的关爱和安抚。可以通过陪伴婴儿玩耍、睡觉或使用安抚物（如安抚奶嘴、柔软玩具等）来缓减婴儿的不适感。

3. 婴儿态度强硬

不同性格的婴儿对待断母乳的态度也不尽相同,有的婴儿跟妈妈僵持一段时间后就会屈服;有的婴儿就是"有骨气",宁愿挨饿也不投降。这样的话,妈妈可能要投降了,生怕婴儿饿出病来。在面对这种情况时,妈妈先不要着急,可能你的婴儿没有做好断母乳的基础,还要继续准备,等婴儿接受辅食后再进行断母乳。正常情况下,8～12个月的婴儿应该有了接受其他食物的兴趣和欲望,如果婴儿没有这种欲望,就要向有关医生咨询,是不是婴儿胃肠道功能不好,这段时间食欲会不会很差等。在婴儿有了食欲,接受其他食物的能力也就强了。

婴儿断奶态度强硬可以通过选择合适的时间、逐渐替换母乳、逐步减少哺乳次数、提供安慰和转移注意力、提供均衡营养、逐步建立新的喂养习惯、养成良好的睡眠和作息习惯、关注婴儿的情绪和行为变化的方法解决。

视频

2-4-1:婴儿断奶

育儿宝典

断奶时奶胀痛怎么办?

(1) 热敷:使用热毛巾对乳房进行局部热敷,可以帮助乳腺导管扩张,减少乳房淤积压迫局部神经,从而减轻疼痛感。

(2) 按摩:轻轻按摩乳腺,有助于缓解胀痛。可以自己进行,也可以寻求专业按摩师的帮助。

(3) 服用回奶药物:如麦芽、维生素 B_6、雌激素类回奶药物等,可以减少乳汁分泌,从而减轻涨奶和疼痛症状。

(4) 避免刺激:断奶期间,避免食用有催乳作用的食物,如猪蹄、丝瓜等,同时减少婴儿吸吮乳头的次数,以免刺激乳头分泌更多乳汁。

(5) 适当挤奶:如果奶涨得非常难受,可以适当挤出一些乳汁,但不要完全挤空,以免刺激乳腺分泌更多的奶水。挤奶时要注意卫生,避免乳腺炎的发生。

(6) 使用吸奶器:使用吸奶器吸出部分乳汁,可以缓解乳房的胀痛感。但同样要注意不要将乳汁完全吸出。

(7) 饮食调整:断奶期间应减少汤水的摄入,避免促进乳汁分泌。可以适量吃些具有回奶作用的食物,如炒大麦芽、韭菜等。

(8) 心理调节:保持良好的心态,避免情绪波动,也有助于减少乳汁分泌。

任务思考

1. 简述断奶的必要性。

2. 简述科学断奶的方法。

3. 断奶中常见的问题有哪些,如何处理?

实训实践

人工喂养实践任务单

任务名称: 人工喂养

任务要求: 正确进行人工喂养(表2-4-1)。

任务目标: 掌握人工喂养的正确方法。

材料: 婴儿模型、奶瓶、奶粉、小方巾。

表 2-4-1　人工喂养操作一览表

任务要点	具体要求	操作表现	改进
准备工作	准备奶瓶、奶粉、方巾、温水是否齐全		
检查奶嘴	观察奶嘴滴奶情况,是否孔过大或过小		
测试奶温	把奶液滴到手腕内侧,温度是否不冷不热,40℃左右		
抱起喂奶	奶瓶向上倾斜,使奶嘴部分充满奶液;婴儿深含奶嘴		
拍嗝	轻轻竖抱婴儿,拍其背部至打嗝		

赛证 链接

单选题

1. 为了避免婴儿溢奶,喂奶后可(　　),轻拍其背部,排出咽下的空气。

A. 让婴儿趴着　　　　　B. 竖立抱着婴儿　　　C. 横抱着婴儿　　　　D. 让婴儿仰卧

2. 下列不属于母乳喂养对婴儿健康发展意义的是(　　)。

A. 满足营养需求　　　　B. 增强抵抗能力　　　C. 促进母婴交流　　　D. 满足为人母的喜悦

3. "早开奶"是指在新生儿出生后(　　)小时内开始母乳喂养。

A. 0.5 小时　　　　　　B. 1 小时　　　　　　C. 2 小时　　　　　　D. 3 小时

4. 以下属于混合喂养的是(　　)。

A. 母乳不够时,增加配方奶　　　　　　B. 母乳和果汁同时喂养

C. 母乳喂养和辅食同时喂养　　　　　　D. 配方奶和代乳品同时喂养

5. 断母乳说法正确的是(　　)。

A. 随时可以断母乳　　　　　　　　　　B. 断母乳的过程是一个循序渐进的过程

C. 断母乳后可以只喝配方奶　　　　　　D. 断母乳时母亲可以不在身边

(选自《育婴员职业技能等级鉴定题库》)

在线练习

项目三 指导7月龄～2岁婴幼儿喂养

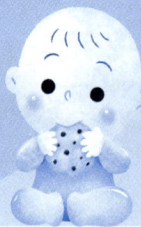

项目导读

7个月至2岁是婴幼儿快速成长的黄金时期，科学喂养是确保他们健康发育的关键。本项目专注于这一阶段婴幼儿食物转换、平衡膳食和食物制作等喂养指导。在食物转换方面，它不仅为婴幼儿提供全面营养、预防营养缺乏的重要手段，还能有效锻炼他们的口腔肌肉，促进语言发展，培养良好的饮食习惯。在平衡膳食方面，我们坚持营养均衡、食物多样且适合婴幼儿消化的原则。根据精心设计的膳食宝塔和喂养指南，合理安排母乳或配方奶与各类食物的摄入量，严格控制盐和糖的添加，为婴幼儿构建健康的饮食结构。在食物制作环节，从选择多样食材开始，到遵循新鲜卫生、适宜烹饪、清淡调味的制作要求，再通过具体实例和一日食谱，向大家展示如何为婴幼儿制作营养丰富、美味且安全的食物。

本项目旨在培养大家对婴幼儿健康成长的责任感，使学习者深刻理解科学喂养对婴幼儿未来的重要性，体现对生命的尊重。通过学习，大家不仅能掌握专业知识和技能，更能树立关爱生命、勇于担当的价值观，在未来积极传播科学喂养理念，为婴幼儿的健康成长贡献力量。

学习目标

1. **知识目标**：了解7月龄～2岁婴幼儿食物转换的意义及婴幼儿膳食配置的原则。
2. **能力目标**：掌握7月龄～2岁婴幼儿食物的选择及制作方法。
3. **素养目标**：形成科学的喂养观念。

知识导图

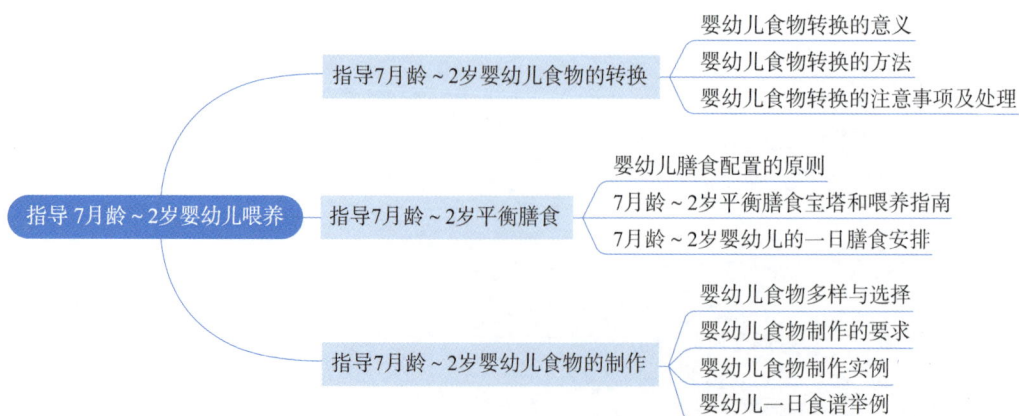

任务一　指导 7 月龄~2 岁婴幼儿食物的转换

案例导入

　　贝贝已经 7 个月大了,妈妈认为通过母乳喂养,贝贝获得了充足的营养,长得圆润可爱。因此,她决定继续给贝贝喂养母乳直至 1 岁半,之后再逐渐添加其他食物。你支持贝贝妈妈的决定吗?

一、婴幼儿食物转换的意义

　　7 月龄~2 岁婴幼儿是指满 6 月龄(出生 180 天)至 2 周岁(24 月龄)的婴幼儿。随着婴幼儿的生长发育,他们的消化能力逐渐提高,单纯乳类喂养已经不能完全满足 6 月龄后婴儿生长发育的需求,婴儿需要由纯乳类的液体食物向固体食物逐渐转换,这个过程称为食物转换(旧称辅食添加)。一般来说,幼儿 24 个月龄时可以完成食物转换过程。

1. 补充营养物质

　　母乳含有全面、较为充足的营养,是出生后 6 个月内婴儿的最佳食品。母乳喂养和人工喂养的营养不足之处,需要食物转换(辅食添加)来弥补。辅食是婴儿乳类喂养必须补充的食品,可以满足婴儿对营养物质的需要。

2. 学习进食活动

　　在婴儿口腔发育和进食能力学习的敏感阶段,通过食物转换(辅食添加),可以使婴儿学习进食乳类以外不同质地的食物,训练婴儿的吞咽和咀嚼功能,有助于婴儿早期饮食行为培养及良好饮食习惯的形成。

3. 促进生长发育

　　辅食不仅能增加营养从而满足婴儿体格生长的需要,而且也有利于婴儿精神发育,还能刺激味觉、嗅觉、触觉和视觉发育。

4. 做好断乳准备

　　随着月龄增加,牙齿萌出以及胃肠消化吸收功能逐渐完善,婴儿期以乳类为主的流质饮食将逐渐过渡到成人化的固体食物。通过食物转换,调整婴儿的消化系统对各种食物的适应性,是逐渐断离母乳并过渡到普通饮食的重要过程。

二、婴幼儿食物转换的方法

　　婴儿 6 个月左右是食物引入的"关键窗口期"(critical early window),婴儿添加辅食不能早于 4 月龄,也不宜迟于 8 月龄。

(一) 食物转换的原则

1. 由一种到多种

　　刚开始添加一种辅食,并注意观察婴儿的大便,适应 3~5 天后再添加另一种,不要同时添加多种辅食。给婴儿添加辅食的顺序依次是营养米粉、蛋黄、谷类、肉类、鱼类、虾、水果、蔬菜等,不要在刚开始就给婴儿添加鱼类、肉类,否则会导致婴儿难以消化。

2. 由少到多

　　添加辅食的量应坚持由少到多的原则,如蛋黄由开始的 1/4 逐渐增至 1/2,再到整个蛋黄。

3. 由稀到稠

　　添加的辅食由稀到稠,由流体到半流体,逐渐锻炼婴儿的咀嚼能力,如先是米汤,然后稀饭,再到软饭。

4. 由细到粗

添加的辅食由泥状或糊状,逐渐过渡到块状,如由水果汁到果泥,最后到小块水果等。

(二)食物转换的要求

1. 及时添加

当频繁纯母乳喂养不能满足婴儿对能量和营养的需要时,应该及时添加辅食。目前主张纯母乳喂养的婴儿满 6 个月时开始添加辅食。

2. 足量添加

辅食添加要足量,能提供充足的能量、蛋白质和微量营养,以满足婴儿生长发育的营养需求。

3. 安全添加

辅食添加要满足安全的原则。辅食的原料采购、制备和储存环节都应该保证清洁卫生,使用清洁容器,制作和喂食辅食时应洗净双手。

4. 适当添加

辅食添加的量要适当,应依据婴儿的食欲和饥饱信号喂食,进餐次数和喂养方法应与婴儿的年龄相符。

(三)食物转换的喂法

(1)建议在喂母乳或配方奶前添加辅食。

(2)可选择大小适宜、表面光滑的小勺给婴儿喂食,适当锻炼婴儿自己用手拿小块食物吃,使婴儿逐渐学会自己吃饭。

(3)家长需保持耐心。喂食时让婴儿先舔一下,不要把婴儿一开始的吐出行为视为不喜欢吃。婴儿对新口味的食物的拒绝反应,是出于基本的防护本能。婴儿从吃进到吐出,反复多次后才会接受新的食物,因此需给予充足的适应时间。

(4)培养婴儿愉快进食,若婴儿不愿意吃,则暂停喂食,不可强迫。当婴儿出现不适时,就立即停止添加辅食。

(四)食物转换的顺序

添加辅食应从粮谷类到动物性食品。根据婴儿胃肠道发育、消化酶的分泌规律,首选添加的辅食以营养强化的米粉、米糊为好,逐渐加入蔬菜和水果,最后是鱼、肉、禽。婴幼儿辅食添加的顺序见表 3-1-1。

表 3-1-1 婴幼儿辅食添加的顺序表

月龄	食物质地	添加食物
6 个月	半流质、泥状食物	铁强化米粉、菜泥、水果泥、蛋黄泥
7~8 个月	泥糊状、半固体食物	铁强化米粉、菜泥、水果泥、蛋黄泥、肝泥、鱼泥、肉泥、豆腐
9~11 个月	泥糊状食物,切得很细小的固体食物	软饭、馒头、包子、饺子、馄饨、切碎的菜、水果、肉、鱼、虾、鸡
12~24 个月	家常食物,必要时切碎或捣碎	体积较小的家常食物

三、婴幼儿食物转换的注意事项及处理

(一)婴幼儿食物转换的注意问题及处理

(1)辅食尽量不要添加盐、味精等调味品,不要给婴儿吃油炸、煎类的油腻食物。辅食要以粮为主,以肉菜为辅。

(2)辅食的添加遵循由少到多、由稀到稠、由细到粗、由一种到多种的原则。

(3)添加辅食期间要多给婴儿喂水。

(二) 添加辅食后腹泻问题及处理

婴幼儿添加辅食初期可能会出现耐受不好的现象,腹泻就是其中之一。遇到不耐现象,如果不严重,可以维持已添加量并继续观察3天;如果情况趋于好转,则坚持到恢复正常后再加量并添加新食物;如果继续加重,则要暂停辅食几天后再试,类似情况再次发生,须更换其他辅食。

腹泻除了可能会在辅食添加之初出现外,也会在任何不当进食时出现。这些不当进食包括辅食量偏多、辅食质地粗糙、喂养时间不合理等。此外,天气变凉时腹泻的可能性也会增加。遇有腹泻时,喂养者应尽快将婴幼儿的大便标本置于塑料盒或保鲜膜内送到医院检查,及早确定原因。

(三) 添加辅食后便秘问题及处理

如果婴幼儿大便干结、排便费力,那就是便秘。便秘是婴幼儿比较常见的问题,可以从足量膳食纤维摄入来预防和治疗。一方面,随着婴幼儿消化能力的增强,一定要增加食物的粗糙度,以增加膳食纤维的摄入;另一方面,要增加蔬菜的摄入,蔬菜中含有丰富的膳食纤维,可以预防和治疗便秘。

(四) 添加辅食后过敏问题及处理

过敏是免疫系统对天然无害物质的过度反应。任何食物、接触物、空气附着物都可能引起过敏。对于婴幼儿来说,食物过敏较为常见。

婴幼儿食物过敏的临床表现有:

(1) 皮肤症状。主要包括急性荨麻疹、血管性水肿、特应性皮炎和口周炎等。

(2) 胃肠道症状。主要表现为呕吐、反流、喂养困难、拒食、易激惹、腹痛、腹胀、腹泻、便秘、消化道出血、生长发育障碍等。

(3) 呼吸道症状。食物过敏诱发的呼吸道症状通常不会单独发生。食物诱发的鼻黏膜炎经常与皮肤症状同时出现,表现为眼眶周围皮肤瘙痒、流泪、鼻塞、鼻痒、打喷嚏和流鼻涕等。

(4) 严重过敏反应。一般在接触食物后数分钟至两小时内起病。过敏症状多样,累及多个器官系统,如喉头水肿、重度哮喘、心血管系统受累等,严重时可引发休克甚至危及生命。给婴幼儿添加辅食后,喂养者首先要注意观察其对食物的反应,以便能尽早发现过敏现象。对于一见食物就躲,或者尽管在进食初期正常但很快出现抗拒的婴幼儿,排除对某种食物的味道、性状不接受的情况外,需优先考虑食物过敏或不耐受的可能。例如,婴幼儿一接触鸡蛋就躲,或进食后出现恶心、呕吐等症状,此时就应考虑婴幼儿对鸡蛋过敏。

如果已经确定婴幼儿对某种食物过敏,应完全回避敏食物至少3个月。例如鸡蛋过敏者,应停掉鸡蛋及含有鸡蛋的任何食物至少3个月,只有完全回避过敏食物才能从根本上防止过敏引发的症状。

育儿宝典

视频

3-1-1:婴幼儿辅食添加的方法和原则

富含微量元素的食物

微量元素在人体内所占的比重极小,而它们对人体的作用却不少。介绍几种富含微量元素的食物:

补铁多吃动物肝脏、芝麻、猪血等。

补锌多吃鱼类、瘦肉、火豆制品、牛肉、牡蛎等。

补铜多吃动物肝脏、硬壳果、猪肉、菠菜、蛤蜊等。

补碘多吃海带和各种海味。

补铬多吃粗粮、牛肉和动物肝脏。

补锂多吃小米、胚芽、糙米、蛋类和谷物。

任务思考

1. 简述婴幼儿食物转换的意义。

2. 简述婴幼儿食物转换的原则。

3. 简述婴幼儿食物转换的要求。

4. 简述婴幼儿食物转换的喂法。

5. 简述婴幼儿食物转换的顺序。

6. 阐述婴幼儿食物转换的注意事项。

任务二　指导7月龄～2岁平衡膳食

案例导入

安安现年21个月,在托育机构中,他偏爱肉类食物,对蔬菜欠缺兴趣。老师向家长报告了安安在托育机构的饮食状况,而家长认为饮食内容并不关键,关键在于确保孩子吃饱。你是否同意家长的观点?原因何在?

一、婴幼儿膳食配置的原则

(一) 合理配膳

婴幼儿每天必须摄取足量的热能与营养,才能保证身体健康和生长发育。不同年龄儿童每日饮食摄取量不同,家长要注意个体的差异,即根据儿童自身的年龄、性别、生理特点和身体状态及活动情况,参考表3-2-1或《中国膳食指南》中"1～3岁幼儿喂养指南"部分、"1～3岁儿童平衡膳食宝塔",为儿童准备适量的食物。注意不要强求儿童必须完全接受以上3个参考数据中推荐的量,需要人性化喂养。

表3-2-1　1～3岁儿童每天饮食摄入量

年龄	奶类 (mL)	荤菜(g) 含鱼、禽、肉	蔬菜 (g)	水果 (g)	粮食 (g)	豆制品 (g)	鸡蛋 (个)	植物油 (g)
13～18个月	400～500	50～65	50～75	50～75	75～100	15～25	1	8
19～24个月	400～500	65～80	75～100	75～100	75～150	15～25	1	8～10
25～36个月	400～500	80～100	100～150	100～150	75～150	25	1	10～15
说明	母乳或配方奶可喝到2岁,2岁后可改喝鲜牛奶	13～18个月:肉末、鸡丝、鸭肉、猪肝等;19～24个月:增加鳝鱼、鲥鱼等;25～35个月:增加鸡丁、虾仁、牛肉等	13～18个月:土豆、胡萝卜、青菜、卷心菜、白菜、荠菜、黄豆芽等;19～24个月:增加蘑菇、丝瓜、木耳、菠菜等;25～35个月:增加花菜、黄芽菜、茭白等	13～18个月:1个;18个月以后1个或多个,可分次吃,避免总是吃同一种,品种要丰富	含三餐和点心,中餐量最多,早、晚餐次之。饭和面食轮换吃,包括软饭、面条、馒头、包子、饺子、馄饨、发糕、花卷、蛋糕、面包等	豆腐、豆腐干等	以鸡蛋为主,鸽蛋、鸭蛋、鹌鹑蛋,偶尔可换着吃,可蒸蛋或当菜吃	在蔬菜泥、蔬菜粥、烂面里可添加一点;超重儿童可适量减少

(二) 膳食巧搭配

不同的食物营养成分不同,蔬菜、水果维生素和矿物质含量较高,肉类的蛋白质质量好,谷类的碳水化合物含量多。因此,选择的食物种类应尽量多样化,同一类食物也应该选择不同的品种,以使一周中食物品种每天尽量不同。在配膳时应遵循以下 5 个搭配原则。

（1）粗细粮搭配。粗粮富含维生素 B_1，细粮易消化，粗细搭配着吃兼顾了儿童营养和食欲需要。

（2）米面搭配。米比面食耐嚼，面食制作花样多，米面搭配既可让儿童多锻炼咀嚼，又可引起其食欲。

（3）荤素搭配。动物性食物富含丰富的蛋白质、脂类、矿物质，而蔬菜含丰富的维生素，搭配一起吃不仅营养丰富，能解腻，而且还有利于身体的酸碱平衡。

（4）谷类豆类搭配。谷类和豆类搭配着吃可以起到"蛋白质的互补作用"。

（5）蔬菜五色搭配。既可以选择深色的蔬菜，也可以选择浅色的蔬菜；既可以叶菜类蔬菜，也可以选择瓜类或豆类蔬菜。

（三）细心烹调

家长可以根据儿童乳牙萌出的具体数量和儿童咀嚼的能力烹饪食物。如 1 岁的儿童乳牙已长出 6～8 颗，咀嚼能力还较弱，因此食物宜更细、碎、软、烂。而当 2 岁半左右，儿童乳牙全部萌出且具备一定的咀嚼能力时，食物烹饪除了软、烂外，可以逐渐向适合成人的食物靠拢。烹饪儿童的食物以天然、清淡为原则，应少盐少油，同时尽量不放味精、花椒、辣椒等调味品，尽量清淡。

（四）进餐次数

儿童的胃容量小于成人，不能像成人一样一餐吃很多，但儿童对能量的需要量又相对较大。因此，家长可以通过合理安排用餐时间和增加点心的方式让儿童摄入足够的热能。一般一日安排 5～6 餐，即早、中、晚 3 餐和上午、下午各 1 次点心，还可以在儿童睡前增加 1 次点心。

二、7 月龄～2 岁平衡膳食宝塔和喂养指南

（一）7 月龄～2 岁婴幼儿平衡膳食宝塔

合理营养是婴幼儿身体健康的物质基础，而平衡膳食是合理营养的唯一途径。平衡膳食宝塔（图 3-2-1）提出了营养上比较理想的膳食模式，以图形的形式直观地告诉家长 0～3 月龄儿童每天摄入食物的种类和合理摄入数量，便于家长在为儿童准备日常饮食时参考和实行。

（二）7 月龄～2 岁婴幼儿喂养指南

对于 7 月龄～2 岁婴幼儿，母乳仍然是重要的营养来源，但单一的母乳喂养已经不能完全满足其对能量及营养素的需求，必须引入其他营养丰富的食物。

7 月龄～2 岁幼儿消化系统、免疫系统的发育，感知觉及认知行为能力的发展，均需要通过接触、感受和尝试，来体验各种食物，逐步适应并耐受多样的食物。从被动接受喂养转变到自主进食，这过程从婴儿 7 月龄开始，到 24 月龄时完成，父母及喂养者的喂养行为对 7 月龄～2 岁婴幼儿的营养和饮食行为也有显著的影响。回应婴幼儿摄食需求，有助于健康饮食行为的形成，并具有长期而深远的影响。

7 月龄～2 岁婴幼儿处于生命早期 1000 天健康机遇窗口期的第三阶段，适宜的营养和喂养不仅关系到婴幼儿近期的生长发育，也关系到长期的健康。针对我国 7 月龄～2 岁婴幼儿营养和喂养的需求以及现有的主要营养问题，基于目前已有的证据，同时参考世界卫生组织、联合国儿童基金会和其他国际组织的相关建议，提出 7 月龄～2 岁婴幼儿的喂养指南。

（三）膳食指导准则

1. 必须在继续母乳喂养的基础上添加辅食

纯母乳喂养不能为满 6 月龄后婴儿提供足够的能量和营养素；经过最初半年的生长发育，婴儿胃肠道及消化器官、消化酶发育也已相对成熟；婴儿的口腔运动功能、味觉、嗅觉、触觉等感知觉，以及心理、认知和行为能力也已准备好接受新的食物。满 6 月龄时开始添加辅食，不仅能满足婴儿的营养需求，也能满足其心理需求，并促进其感知觉、心理及认知和行为能力的发展。

我国 7～12 月龄婴儿铁的推荐摄入量为 $110\,\mathrm{mg/d}$，其中 97% 的铁需要来自辅食。同时我国 7 月龄～2 岁婴幼儿贫血高发，铁缺乏和缺铁性贫血可损害婴幼儿认知发育和免疫功能。添加富含铁的辅

中国营养学会 Chinese Nutrition Society

中国7~24月龄婴幼儿平衡膳食宝塔

MCNC-CNS 中国营养学会 妇幼营养分会

依据《中国居民膳食指南(2022)》绘制

- 🍼 继续母乳喂养
- 🥄 满6月龄开始添加辅食
- 🥄 从肉/肝泥,铁强化谷粉等糊状食物开始
- 🍶 母乳或奶类充足时不需补钙
- 💊 仍需要补充维生素D,400IU/d
- 🥣 回应式喂养,鼓励逐步自主进食
- 🍽 逐步过渡到多样化膳食
- 🧂 辅食不加或少加盐、糖和调味品
- 📏 定期测量体重和身长
- ⊕ 饮食卫生、进食安全

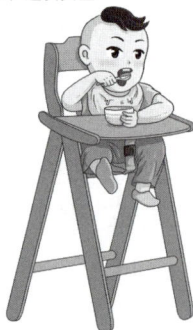

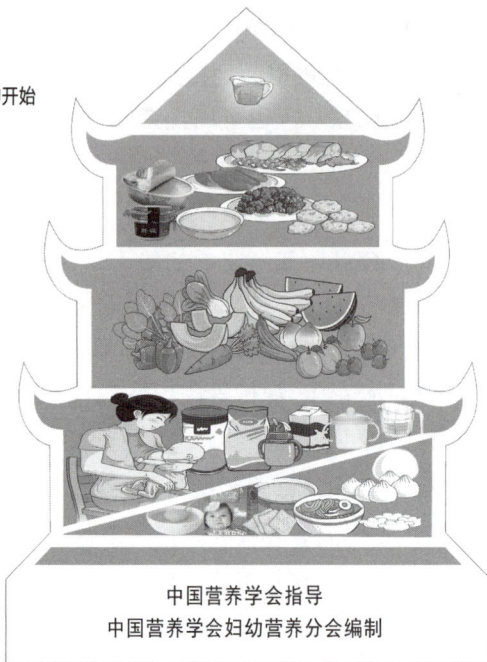

	7~12月龄	13~24月龄
盐	不建议额外添加	0~1.5g
油	0~10g	5~15g
蛋类	15~50g (至少1个鸡蛋黄)	25~50g
畜禽肉鱼类	25~75g	50~75g
蔬菜类	25~100g	50~150g
水果类	25~100g	50~150g

继续母乳喂养,逐步过渡到谷类为主食
母乳700~500mL 母乳600~400mL

谷类	20~75g	50~100g

不满6月龄添加辅食,须咨询专业人员做出决定

中国营养学会指导
中国营养学会妇幼营养分会编制

图3-2-1 7~24月龄婴幼儿平衡膳食宝塔

食是保证婴幼儿铁需要的主要措施。

2. 及时引入多样化食物,重视动物性食物添加

辅食添加的原则:每次只添加一种新的食物,由少到多、由稀到稠、由细到粗,循序渐进。从一种富铁泥糊状食物开始,如强化铁的婴儿米粉、肉泥等,逐渐增加食物种类,逐渐过渡到半固体或固体食物,如烂面、肉末、碎菜、水果粒等。每引入一种新的食物应适应2~3天,密切观察是否出现呕吐、腹泻、皮疹等不良反应,适应一种食物后再添加其他新的食物。

畜禽肉、蛋、鱼虾、肝脏等动物性食物富含优质蛋白质、脂类、B族维生素和矿物质。蛋黄中含有丰富的磷脂和活性维生素A。鱼类还富含n-3多不饱和脂肪酸。畜肉和肝脏中的铁主要是易于消化吸收的血红素铁,肝脏还富含活性维生素A。

婴儿开始添加辅食后适时引入花生、鸡蛋、鱼肉等易过敏食物,可以降低婴儿对这些食物过敏或患特应性皮炎的风险;1岁内婴儿如果避免食用这些食物对防止食物过敏没有明显好处。

3. 尽量少加糖盐,油脂适当,保持食物原味

家庭食物的成分大多不适合婴幼儿食用,添加盐、糖等调味品常超过婴幼儿需要量,因此婴幼儿辅食需要单独制作,尽量不加盐、糖及各种调味品,保持食物的天然味道。淡口味食物有利于提高婴幼儿对不同天然食物口味的接受度,培养健康饮食习惯,减少偏食挑食的风险。淡口味食物也可减少婴幼儿盐、糖的摄入量,降低儿童期及成人期肥胖、糖尿病、高血压、心血管疾病的发生风险。吃糖还会增加儿童患龋齿的风险。添加适量辅食和适宜的油脂,有助于婴幼儿获得必需脂肪酸。

4. 提倡回应式喂养,鼓励但不强迫进食

在喂养过程中,父母或喂养者应及时感知婴幼儿发出的饥饿或饱足的信号,做出恰当的回应,从而决定开始或停止喂养。尊重婴幼儿对食物的选择,耐心鼓励和协助婴幼儿进食,但绝不强迫进食。

随着月龄增加,父母或喂养者应根据婴幼儿营养需求的变化,以及婴幼儿感知觉、认知、行为和运动能力的发展,给予相适应的喂养,帮助婴幼儿逐步达到与家人一致的规律进餐模式,并学会自主进食,遵

守必要的进餐礼仪。

父母或喂养者有责任为婴幼儿营造良好的进餐环境,保持进餐环境安静、愉悦,避免电视、玩具等对婴幼儿注意力的干扰。控制每次进餐时间不超过 20 分钟。父母或喂养者也应该是婴幼儿进食的好榜样。

5. 注重饮食卫生和进食安全

选择新鲜、优质、无污染的食物和清洁的水来制作辅食。制作辅食前须先洗手。制作辅食的餐具、场所应保持清洁。辅食应煮熟、煮透。制作的辅食应及时食用或妥善保存。进餐前洗手,保持餐具和进餐环境清洁、安全。

婴幼儿进食时一定要有成人看护,以防进食意外。整粒花生、坚果、果冻等食物不适合婴幼儿食用。

6. 定期监测体格指标,追求健康生长

适度、平稳生长是婴幼儿最佳的生长模式。每 3 个月一次监测并评估 7 月龄～2 岁婴幼儿的体格生长指标有助于判断其营养状况,并可根据体格生长指标的变化,及时调整营养和喂养。对于营养不足、超重肥胖以及处于急慢性疾病期间的婴幼儿应增加监测次数。

视频

3-2-1:7～24 月龄婴幼儿喂养指南

三、7 月龄～2 岁婴幼儿的一日膳食安排

7 月龄～2 岁婴幼儿一日膳食可大致安排如下:

早上 7 点:母乳。可逐渐添加其他食物,如尝试家庭早餐。

早上 10 点:母乳。可逐渐添加水果或其他点心。

中午 12 点:各种辅食。逐渐增加食物种类,增稠、增粗辅食质地,可尝试家庭食物,鼓励婴幼儿自己进食。

下午 3 点:母乳。可逐渐添加水果或其他点心。

下午 6 点:各种辅食。逐渐增加食物种类,增稠、增粗辅食质地,可尝试家庭食物,鼓励婴幼儿自己进食。

晚上 9 点:母乳。

必要时,夜间母乳喂养一次。

以上膳食安排可根据家庭生活习惯、妈妈的工作等作适当的调整。例如妈妈已经上班,不能在早上 10 点或下午 3 点喂养母乳,可以用妈妈前一天挤出的母乳喂养;也可在早上 10 点及下午 3 点喂养辅食,在下午 6 点母乳喂养。随着婴幼儿月龄增加,母乳喂美的次数及母乳量会逐渐减少,而辅食喂养的次数及喂养量则相应增加。同时需要增加辅食的种类,并根据婴幼儿的月龄提供合适的食物质地。

表 3-2-2 7 月龄～2 岁婴幼儿的一日膳食安排表

时间	餐点	膳食
7:00	早餐	母乳或牛奶
10:00	早点	母乳或牛奶,添加水果或点心
12:00	午餐	辅食
15:00	午点	母乳或牛奶,添加水果或点心
18:00	晚餐	辅食
21:00	晚点	母乳或牛奶

儿童咀嚼能力的培养

有的儿童吃饭时总爱含着不咀嚼或是囫囵吞枣地咽下,家长因此很是头痛。咀嚼是人进食时的一种重要能力,不仅能够帮助儿童在进食时更好地消化和吸收食物中的各种营养,还有利于促进面部细小肌肉的发育和语言的发展;而不咀嚼就吞咽可造成营养吸收不足,长时间就会影响儿童的生长发育。

对于儿童来说,咀嚼能力的形成是一个循序渐进的过程,并且必须有一定的前提条件——有效地咀嚼动作和磨牙的萌发。在儿童磨牙还没萌出时,家长应该有意识地训练儿童的咀嚼动作。在儿童进食泥糊状食物的同时,家长可以在一旁"夸张"地咀嚼食物或口香糖。通过家长的行为诱导,使儿童慢慢意识到进食食物时应该先咀嚼,才能吞咽。在家长多次进行夸张的咀嚼"表演"后,儿童就会慢慢学会吞咽前做咀嚼的动作。当儿童1.5岁左右磨牙萌出后,家长可以为儿童提供含有小块状的食物,并且仍然利用表演式的咀嚼动作诱导儿童,使儿童进一步巩固进食时先咀嚼再吞咽的习惯。在这一过程中,家长不要操之过急,当儿童做到先咀嚼再吞咽时要表扬和夸奖;反之,也不要责备儿童,以免造成逆反心理。

任务三　指导7月龄~2岁婴幼儿食物的制作

案例导入

在准备孩子的餐食时,具具奶奶认为没有必要将婴幼儿的食物与成人的食物分开烹饪,她觉得这样做过于烦琐。因此,她选择将成人食物盛出后直接喂给具具。您对此种做法有何看法?

一、婴幼儿食物多样与选择

食物多样指一日三餐膳食的食物种类全、品样多,是平衡膳食的基础,应由五大类食物组成:第一类为谷薯类,包括谷类(含全谷物)、薯类与杂豆;第二类为蔬菜和水果;第三类为动物性食物,包括畜、禽、鱼、蛋、奶;第四类为奶类、大豆类和坚果;第五类为烹调油和盐。

(一) 谷薯类

谷薯类,包括谷类(含全谷物)、薯类与杂豆,主要提供蛋白质、脂肪、碳水化合物、矿物质及维生素。对于婴幼儿来说,从谷薯类的种类看,可以食用大米(主要是籼米)、面粉(主要是标准粉)和一些粗杂粮,如小米、燕麦、薏米、玉米和红薯等。平均每天3种,每周5种以上。

家长在为儿童挑选大米时,可以从大米的颜色、干燥程度以及是否霉变等方面挑选。捧起一把大米先看一看,观察颜色是否白而有光泽,米粒整齐,大小均匀,检查是否有虫蛀、病斑或表面生霉;把手插入米中,检查是否干爽,有无砂石、稻谷粒等杂质;向手中的米粒哈一口气,立刻闻一闻,优质的大米有淡淡的清香味,无其他异味;最后放少量大米于口中,咀嚼一下,优质的大米有微微的甜味,无其他异味。在挑选时家长还可以看一看米袋上的标示,检查是否有产品的名称、净含量、生产者及经销商的名称和地址、生产日期、储存条件、质量等级、产品标准号等。一般来说,大型超市出售的标示清晰的袋装大米质量较好,可以放心选购。

面粉是由小麦磨成的粉末,家长在挑选时,一样可以通过看颜色、形态、标示,用手感受、鼻子闻气味等方法为儿童挑选优质的面粉。优质的面粉颜色呈白色或微黄色,用手捻捏时呈细粉末状,置于手中紧捏后放开不成团;用手摸起来感觉细腻滑爽、干燥松散,闻起来无异味。劣质的面粉水分重、发霉、结团块、有恶酸败味。标准粉比精制粉略粗,色泽较差,麸质较多,但含有较多的维生素、矿物质。

（二）蔬菜和水果

蔬菜品种繁多,按其颜色可分为深色蔬菜和浅色蔬菜两大类。深色蔬菜包括绿色、黄色和红色蔬菜,富含维生素 C 和胡萝卜素等营养素,应占全天蔬菜总量的一半左右。部分深色类蔬菜还含有维生素 B_2 和草酸。浅色蔬菜虽然所含维生素 C 和胡萝卜素较少,但含有深色蔬菜缺乏的其他营养素。深浅蔬菜搭配,能帮助儿童摄取更全面的营养素。蔬菜还有一定量的碳水化合物和纤维素。纤维素能促进肠道蠕动,调节血糖及血脂水平,减少便秘。多数蔬菜含有钙、镁、钾、钠等矿物质,属于碱性食物,若与酸性食物(肉、鱼、蛋等)合理搭配,能维持体内的酸碱平衡,提高免疫力。可以通过观察蔬菜的新鲜度、色泽、形态进行挑选。叶菜类主要看叶子是否水灵,有无光泽,有无烂叶、黄叶;根茎类主要看表皮是否光滑无枯萎;豆类应选色泽嫩绿、形态较完整的;瓜类可以观察形态,选择形态中等、完整、无损伤的;茄果类应选择表面光滑有光泽、颜色鲜艳、皮薄籽少、无畸形、无芽的。

新鲜水果含水分很高,如西瓜、草莓含水达 90%,蛋白质、脂肪较低。碳水化合物的含量不同水果差异较大。新鲜水果中维生素 C 含量较高,其中酸枣最多,其次为柠檬、草莓、橙、柑、柿、柚、山楂等。橘、海棠、杏、山楂、枇杷、芒果含胡萝卜素较丰富。水果所含矿物质种类较多,如橄榄、山楂含钙多,香蕉、草莓含磷多,山楂含铁多,故水果属于碱性食物,对维持体液的酸碱平衡有利。而水果中的有机酸(果酸)、果胶和纤维素,可以促进消化液的分泌,刺激胃肠蠕动,有助于消化和排泄。选择水果时应注重新鲜、无溃烂、无虫斑。一般农药或植物生长激素过多的水果颜色会过于鲜艳,同一水果的颜色不同部分的色差大或有的斑块苍白,形状过大或畸形,闻起来无水果的自然香味。一般选择当季的水果,且不要赶早尝新。

（三）动物性食物

动物性食物包括畜肉、禽、鱼、蛋等。畜肉、禽、蛋富含优质蛋白质、脂类、脂溶性维生素、B 族维生素和矿物质等,但摄入过多会增加肥胖和心血管疾病等的发病风险,应当适量摄入。鱼类脂肪含量相对较低,且含有较多的不饱和脂肪酸,对预防血脂异常和心血管疾病等有一定作用,可作为首选。对于婴幼儿而言,吃畜肉应当选瘦肉,不可让婴幼儿食用烟熏或腌制的肉类。

1. 畜肉

主要有猪、牛、羊肉 3 种,其中以猪肉为儿童的主要畜肉来源。肉类含优质蛋白质、丰富的脂肪(以饱和脂肪酸为主)、少量碳水化合物,还含一些矿物质(如猪肉磷、铁含量较丰富)和丰富的维生素。猪的内脏如猪肝、猪心、猪肾等,营养价值也很高,蛋白质含量丰富。猪肝血红素铁含量丰富且吸收率高。

为儿童选择的畜肉以新鲜为主,不选腌渍、熏、烧烤及肉肠制品。选择时,家长应观察生肉表面,看是否有微干的薄膜,是否有光泽,是否呈淡红或玫瑰色,摸起来轻度湿润、有弹性,闻起来无酸味和异味。

2. 禽类

适合儿童吃的禽肉主要包括鸡、鸭肉等。禽肉中蛋白质含量和利用率高,脂肪含量比畜肉低。禽类的内脏除了含蛋白质和脂肪外,还含有较多的维生素和矿物质,特别是维生素 A、B_2 和铁,鸡血、鸭血含血红素铁也比较丰富。

为儿童选择活禽时可观察其精神状态、眼睛、毛色、反应等。挑选已经宰杀的家禽时,可看禽皮是否清洁无脓斑,摸起来比较有弹性,用手指按压时若凹陷可立即恢复,闻起来没有酸味等异味的则比较新鲜。

3. 鱼

鱼类的蛋白质质量和吸收率较高,含儿童所需的全部必需氨基酸,脂肪含量不高,且以不饱和脂肪酸为主。海鱼比河鱼、塘鱼蛋白质含量高,其脂肪中还含有对儿童智力和视觉有益的二十碳五烯酸(EPA)和二十二碳六烯酸(DHA)。鱼还含有丰富的矿物质,如海鱼含碘丰富。鱼类也是维生素 B_2 和维生素 B_3 的良好来源,鱼肉中牛磺酸对儿童视力有益。

为儿童选择活鱼时,应看鱼的反应和灵活性,若不太游动或沉在水底的都不好。如果选择死鱼,可以看鱼的眼睛是否清澈明亮且有突起,鱼鳃是否呈鲜红色,鱼鳞是否整洁、光滑、没脱落;闻一闻鱼身体是否有腥味;摸一摸鱼肉是否坚实有弹性。

4. 虾

虾含有丰富的钙、磷、铁等矿物质和高质量的蛋白质,还含有少量维生素、脂肪。虾肉和鱼肉一样松软,易于儿童吸收。

为儿童选择的虾应以活虾为主,看其在水中是否灵活游动,离水后是否弹跳有力。新鲜的虾表面光滑,自然弯曲,外壳和虾须比较粗硬,看起来透明光亮,摸起来有弹性,闻起来无异味。若外壳附有黏腻物、虾头与虾节之间有脱落,壳与肉分离,闻起来有腥臭等异味,则为不新鲜的虾。

5. 蛋类

蛋类包括鸡蛋、鸭蛋、鸽蛋、鹌鹑蛋等,蛋黄含有丰富的蛋白质、脂肪、钙、卵磷脂和铁质等营养成分,蛋白中含有白蛋白,具有清除活性氧的作用,可增强人体免疫力。

挑选蛋时,先观察蛋壳表面,看是否色泽鲜明,是否有裂痕和霉斑,也可将蛋对着阳光或灯光照看,若内容物呈暗黑色,则为变质蛋。接着摸一摸蛋的表面是否有一层霜状粉末,新鲜的蛋壳粗糙,重量适中,劣质的蛋手掂重量轻,摸起来有光滑感。把蛋放在手心翻转,如果总是一面向下,则多为黏壳蛋,不新鲜。把蛋放在耳边轻轻摇动,新鲜的蛋无明显声响,放久的蛋可听到"嘎嘎"等声音。用嘴向蛋壳上呼气,然后用鼻子闻一闻,新鲜的蛋有轻微的生石灰味,变质蛋有霉味、酸味或臭味。

(四) 奶类、大豆类和坚果

1. 乳类及乳制品

为儿童选择的乳类主要是牛奶、羊奶,而乳制品包括酸奶、奶酪等。乳类和乳制品营养丰富,含有脂肪、优质蛋白、丰富的乳糖、维生素及钙、磷等矿物质。乳类及乳制品,特别是牛奶的钙含量高且容易吸收利用,是儿童摄取钙的最佳来源。

在选择牛奶或羊奶时,越新鲜越好。若选择超市里瓶装或纸盒装的牛奶,最好检查生产日期,离生产日期越近越好。一般冷藏保存比纸盒常温保存更新鲜。选购酸奶时,尽量选择纯酸奶,而不要选择酸奶性乳饮料。酸奶不需要蒸煮,要在饭后给儿童喝,且喝完注意漱口。选择奶酪时,选择知名度高、信誉好的产品,留意上面的保质期,要放冰箱冷藏储存。

2. 大豆类

大豆类主要指以大豆等豆类为主要原料,经加工而成的食品。我国大豆制品通常分为非发酵豆制品和发酵豆制品两类。非发酵豆制品有豆浆、豆腐、豆腐干、豆腐丝、豆腐脑、豆腐皮和香干等;发酵豆制品有腐乳和豆豉等。豆制品的营养成分主要包括丰富的蛋白质,钙、磷、铁等矿物质,维生素 B_1、维生素 B_2 和碳水化合物。需要注意的是,对于食物转换期的婴幼儿,不能选择发酵豆制品。豆腐和豆芽则比较安全。

坚果可适量食用,但食用时需特别注意安全:3 岁前的儿童食用时可把坚果碾磨成泥状。

(五) 烹调油和盐

烹调油和盐主要提供能量。对于婴幼儿而言,按照《中国居民膳食指南(2016)》的建议,7～24 月龄的婴幼儿辅食不加调味品,尽量减少糖和盐的摄入,这样可以保持婴幼儿的清淡口味。清淡口味的食物有利于提高婴幼儿对不同天然食物口味的接受度,减少其盐和糖分的摄入量,降低婴幼儿期及成人期患肥胖症及糖尿病、高血压、心血管疾病的风险。

食用油是膳食中不可缺少的营养成分之一,分为动物油、植物油和氢化油 3 种。动物油含饱和脂肪酸较多,吸收利用率较差,一般不适宜烹饪;植物油比较适合家庭炒菜,含较多不饱和脂肪酸,比较容易被人体吸收,其所含的必需脂肪酸在体内可转化成 DHA,对儿童大脑发育和视力保护有益;氢化油是由加工不饱和脂肪酸成为饱和脂肪酸,常存在各种面包、糕点、饼干、花生酱、芝麻酱中,多食对儿童健康不利。

食用油一般在大型超市或粮油店购买,质量比较有保证。挑选时可首先查看标签上的等级,我国食用油按质量由高到低分为四级,建议优先选择一级烹调油,这种油纯净、不含毒素,杂质极少。其次,查看加工工艺,一般情况下,选择"压榨法"比"浸出法"更好,因为"压榨法"是靠物理压力将油脂直接从油料中分离出来,全过程不涉及任何化学添加剂,保证产品安全、卫生、无污染,天然营养不受破坏。最后,看生产日期和保质期。新鲜的食用油的自由基和其他氧化物含量较低,且富含维生素 E。因此,建议选择生产日期近、清澈透明、颜色较浅、避光条件下保存的食用油。

视频

3-3-1:婴幼儿
食品的选择

二、婴幼儿食物制作的要求

辅食烹饪最重要的是要将食物煮熟、煮透,同时尽量保持食物中的营养成分和原有口味,并使食物质地适合婴幼儿的进食能力。辅食的烹饪方法宜多采用蒸、煮法,不用煎、炸。

选购婴幼儿食品时,家长应仔细检查食品标签,确保所购食品符合国家质量安全标准。

7 月龄～2 岁婴幼儿的味觉、嗅觉还在形成过程中,对食物味道的认识也处于学习阶段。父母及喂养者不应以自己的口味来评判辅食的味道以及婴幼儿的接受度。在制作辅食时,可以通过不同食物的搭配来增进口味,如番茄蒸肉末、土豆牛奶泥等,其中天然的奶味和酸甜味可能是婴幼儿最熟悉和喜爱的口味。

为了让儿童膳食更加丰富,推荐以下几种方法:①小分量选择;②与家人共餐;③同类食物互换;④荤素搭配;⑤根据季节更换和搭配食物;⑥变换烹调方式。

餐次安排:学龄前儿童应每天安排早、中、晚三次正餐和两次加餐,即三餐两点。两正餐之间间隔4～5 小时,加餐与正餐之间间隔 1.5～2 小时,加餐分别安排在上下午各一次,若晚餐较早时,可在睡前2 小时安排一次加餐。加餐以奶类、水果为主,配以少量松软面点,尽量不选择油炸食品、膨化食品、甜点及含糖饮料。

三、婴幼儿食物制作实例

(一) 7～10 月龄食物制作

1. 土豆泥

把土豆去皮洗干净,蒸熟,然后捣成泥状,放在碗中用小勺喂食。

2. 虾皮蒸蛋

将鸡蛋打碎在碗里,用筷子搅匀,再往里加入温水,水和蛋的比例为 1∶1,加虾皮少许,将碗放在盛有水的锅中,蒸约 10 分钟。

3. 小米粥

将小米洗净,放入冷水锅中,加热煮至小米烂透,成粥状,先用小勺喂上面的稀米汤。几天后,当婴儿适应,可逐步增加喂些下面的小米粒。

(二) 10～12 月龄食物制作

1. 香菇鸡肉粥

(1) 将大米洗净,香菇用温水泡软剁碎,鸡胸肉去皮,剁成泥状,青菜切碎。

(2) 锅中放少许油,烧热后,将鸡胸肉、香菇末翻炒,将洗净的大米下锅中翻炒几下,使大米和鸡胸肉、香菇末均匀混合。

(3) 加入适量清水,放入高压锅中,煮成粥,最后再放入碎青菜,煮熟即可。

2. 黄瓜鸡蛋水饺

(1) 面粉适量,水少许。将水缓慢加入面粉中,并不停地揉面,将面粉和成面团,并放置 1 个小时,使粉和水更充分地混合,成为光滑的面团。

(2) 将两个鸡蛋打入碗中,搅散,放入温热的油锅中翻炒,并搅成碎末。

(3) 将一根新鲜黄瓜洗净、切碎,倒少许熟植物油、食用盐,和鸡蛋碎末搅拌均匀成馅。

(4) 将揉好的面团搓成长条状,用刀切成小剂子,擀成面皮,包成饺子。

(5) 锅中加水,烧开。将包好的饺子放入锅中煮熟即可。

3. 冬瓜肉末面

(1) 将冬瓜洗净去皮,切小块,瘦肉洗净切碎末。

(2) 锅中加水煮沸后,将冬瓜和肉一起放进沸水中,煮熟至烂,再将面条放进去,加入高汤或煮好的排骨汤,煮至面条熟烂,再放少许青菜末,即可。

(三)12月龄以上食物制作

1. 主食类

(1) 葡萄干牛奶发糕(适合12月龄以上儿童)

原料:牛奶30 mL,面粉30 g,白糖、泡打粉、酵母少许,葡萄干若干粒(去籽)。

做法:将除葡萄干外其余所有材料混合并搅拌均匀;将搅拌好的面糊倒进涂过一层油的容器里,等待其发酵至两倍大,撒入葡萄干;冷水上锅蒸18~20分钟即可。

(2) 鸡肝面条(适合18月龄以上儿童)

原料:鸡肝25 g,小白菜15 g,面条35 g,高汤1碗,盐、酱油少许。

做法:鸡肝加酱油蒸熟并切碎成末,小白菜洗净切成小丁;高汤加入锅中煮开,放入面条;待面条快熟时加入鸡肝末、小白菜丁和盐至煮熟。

(3) 肉松软米饭(适合24月龄以上儿童)

原料:猪肉20 g,大米35 g,油、白糖、酱油少许。

做法:大米加水蒸成软米饭;猪肉洗净并剁成细肉末,锅内放少量油,将肉末放入并加白糖、酱油混合均匀进行翻炒;将炒熟的肉松放在软米饭上,还可加胡萝卜碎进行装饰。

2. 汤羹类

(1) 南瓜羹(适合12月龄以上)

原料:南瓜10 g,肉汤40 mL。

做法:将南瓜洗净并去皮、去囊,切成小块;锅中加入肉汤,放入南瓜块,边煮边将南瓜搅碎,煮至稀软即可。

(2) 菠菜羹(适合18月龄以上)

原料:菠菜15 g,肉汤45 mL,盐少许。

做法:将菠菜叶洗净后炖烂,搅碎并过滤;锅中倒入肉汤煮开,加入菠菜碎再煮几分钟。若儿童讨厌菠菜味,可在汤中加入适量酸奶。

(3) 西兰花牛奶羹(适合24月龄以上)

原料:西兰花10 g,牛奶45 mL,淀粉少量,盐少许。

做法:将西兰花洗净,切小块并放入盐开水中煮软;将牛奶、西兰花块放入搅拌机打碎;将打碎的牛奶西兰花放入锅中煮片刻,加入淀粉煮至黏稠即可。也可用菠菜、卷心菜代替西兰花。

3. 荤素菜类

(1) 虾仁蒸蛋(适合12月龄以上)

原料:鸡蛋1个,虾仁15 g,豆腐15 g,胡萝卜15 g,油、盐少许。

做法:胡萝卜洗净切碎,虾仁洗净剁成蓉,豆腐切碎;鸡蛋打匀加少量水;将胡萝卜碎、豆腐碎、虾蓉及盐加入鸡蛋液中搅拌;锅中加水煮沸,将混合好的鸡蛋液隔水蒸15分钟即可。

(2) 鱼肉饼(适合18月龄以上)

原料:鱼肉35 g,鸡蛋清半个,淀粉、盐少许。

做法:将鱼肉去皮去刺,切成小鱼块,然后放入搅拌机搅拌至粉碎状;将淀粉、盐加入鱼肉碎,用杵将其研成泥;在鱼泥中加入蛋清混合均匀,放入碗中;锅中加水煮沸,将碗放入锅中,蒸熟即可。

(4) 松子豌豆煎豆腐(适合24月龄以上)

原料:豆腐20 g,豌豆10 g,松子仁10 g,高汤、油、酱油少许,盐少量。

做法:豆腐切块,放入沸水中余烫后捞出沥干;锅中放油,将豆腐微煎至两面金黄;豌豆切碎,锅中放少量油,放豌豆碎翻炒,至快熟放松子仁继续翻炒;锅中加入豆腐、高汤烧开,最后放入酱油、盐调味。

四、婴幼儿一日食谱举例

如表 3－3－1 所示。

视频

3－3－2：幼儿
营养食谱的
编制

表 3－3－1 不同月龄儿童一日食谱举例

时间	13～18 个月	19～24 个月	25～30 个月	31～36 个月
早餐 6:00	牛奶(5％糖)或配方奶 210 mL，肉末馒头(面粉 15 g，瘦肉 10 g)	牛奶(5％糖)或配方奶 200 mL，鸡蛋饼(鸡蛋 1 个，面粉 15 g，植物油 3 g)	牛奶(5％糖)或配方奶 180 mL，小肉包(面粉 20 g，瘦肉 15 g)	牛奶(5％糖)或配方奶 180 mL，绿豆糕饼(绿豆 10 g，面粉 25 g)
早点 9:00	牛奶(5％糖)或配方奶 100 mL，小面包 1 片(面粉 15 g，植物油 1 g)	牛奶(5％糖)或配方奶 100 mL，发糕 1 片(面粉 15 g，白糖 1 g)	牛奶(5％糖)或配方奶 100 mL，紫菜蛋卷(紫菜 3 g，鸡蛋 1 个，面粉 20 g，植物油 1 g)	牛奶(5％糖)或配方奶 100 mL，全麦面包 1 片(面粉 25 g，植物油 1 g)鸡蛋 1 个
午餐 12:00	软饭(米 30 g)，鸡肝炒青菜(鸡肝 25 g，青菜 30 g，植物油 4 g)，南瓜羹(南瓜 10 g，肉汤 45 mL)	软饭(米 35 g)，番茄鲳鱼(鲳鱼 30 g，番茄 25 g，卷心菜 20 g，植物油 3 g)，紫菜豆腐汤(豆腐 20 g，紫菜 1 g)	胡萝卜猪肝面(猪肝 35 g，胡萝卜 20 g，面条 35 g，植物油 3 g)，糖醋白菜(白菜 25 g，糖醋适量，植物油 3 g)	软饭(米 40 g)，五色虾仁(虾仁 35 g，胡萝卜、卷心菜、豌豆各 15 g，豆腐干、木耳各 10 g，植物油 4 g)，菠菜羹(菠菜 15 g，肉汤 50 mL)
午点 15:00	橙汁 100 mL，小蛋糕 1 个(面粉 15 g，植物油 1 g)	鲜肉小馄饨(面粉 20 g，瘦猪肉 15 g)，苹果半个	草莓麦片粥(麦片 20 g，草莓 3 个压碎，牛奶 40 mL，少量水)	苹果汁 100 mL，小笼包(面粉 25 g，瘦肉 15 g)
晚餐 18:00	软饭(米 25 g)，虾仁蒸蛋(鸡蛋 1 个，虾仁、豆腐、胡萝卜各 15 g，食用油 2 g)，苹果 1 个	鸡肉胡萝卜饺子(面粉 25 g，鸡肉 15 g，胡萝卜 10 g，食用油 2 g)，菠菜猪肝汤(菠菜 20 g，猪肝 10 g)香蕉 1 个	南瓜拌饭(米 35 g，南瓜 15 g)，鸡丝焖毛豆(鸡肉 30 g，毛豆 20 g，食用油 3 g)，清炒油菜(油菜 20 g，植物油 2 g)，梨 1 个	鸭心粥(鸭心 20 g，米 35 g)，清炒荠菜(荠菜 25 g，植物油 3 g)，肉末烧茄子(茄子 20 g，瘦肉 20 g，油 3 g)，橘子 1 个
睡前 20:30	牛奶(5％糖)或配方奶 210 mL	牛奶(5％糖)或配方奶 200 mL	牛奶(5％糖)或配方奶 180 mL	牛奶(5％糖)或配方奶 200 mL

育儿宝典

咀嚼过的食物易于消化吸收?

　　有些家长认为,婴幼儿胃肠功能尚不完善,给他们喂食咀嚼过的食物,更易于消化吸收。其实这是一种不科学、不卫生的喂养方式。人体的口腔本身就是一个多菌的环境,给婴幼儿喂食咀嚼过的食物,易将成人口腔中的细菌传给婴幼儿,从而引起感染。实际上,初生婴儿已具备较好的咀嚼和消化食物的能力。一般情况下,6 个月左右的婴儿开始长牙,就算还没有长牙,也可以开始添加一些辅食,不但可以促进牙齿的生长,还有利于培养咀嚼和吞咽的良好习惯。但是应注意,给婴幼儿添加的辅食要够烂和够软。

　　(摘自:孔宝刚,盘海鹰.0～3 岁婴幼儿的保育与教育[M].上海:复旦大学出版社,2013)

任务思考

1. 婴幼儿的食物有哪些? 可以如何选择?
2. 婴幼儿食物制作的要求有哪些?

3. 为 18 个月婴幼儿设计一周的食谱。

实训 实践

食谱设计实践任务单

任务名称: 为 2 岁婴幼儿设计一周食谱

任务要求: 食谱符合 2 岁婴幼儿生长发育的要求,同时营养均衡。

任务目标: 科学设计食谱(表 3-3-2)。

表 3-3-2 2 岁婴幼儿一周食谱

餐点	周一	周二	周三	周四	周五
早餐					
早点					
午餐					
午点					
晚餐					

赛证 链接

单选题

1. 婴儿期添加食物应遵循下列原则:(   )。

　A. 由稀到稠,由少到多,由细到粗,由甜到咸

　B. 由稀到稠,由少到多,由细到粗,由一种到多种

　C. 由稀到稠,由少到多,由甜到咸,由一种到多种

　D. 由稀到稠,由甜到咸,由细到粗,由一种到多种

2. 要尽量采用婴幼儿普遍感兴趣的食物烹调方式,制作(   )、形俱全的饭菜。

　A. 色　　　　　　　B. 香　　　　　　　C. 味　　　　　　　D. 以上都是

3. (   )都有生产和上市的季节性,婴幼儿的食欲也会受不同气温的影响,要根据季节的变化进行调整。

　A. 粮食　　　　　　B. 蔬菜　　　　　　C. 水果　　　　　　D. 以上都是

4. 均衡膳食就是更好地发挥各种食物的营养效能和提高各种营养素的(   )。

　A. 生理功能　　　　B. 生理价值　　　　C. 营养功能　　　　D. 营养价值

5. 根据婴幼儿消化的生理特点建立合理的膳食制度,(   )。

　A. 不要暴饮暴食　　　　　　　　　B. 养成定时定量的生活习惯

　C. 尽量吃营养丰富、容易消化的食物　　D. 以上都是

(选自《育婴员职业技能等级鉴定题库(三级)》)

项目四 指导2～3岁幼儿喂养

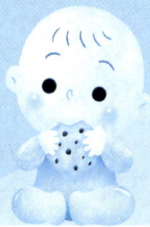

项目导读

在婴幼儿成长的历程中，2～3岁无疑是极为关键的阶段。这一时期，幼儿的身体快速发育，大脑对营养的需求也极为旺盛，喂养方式如同基石，稳稳决定着他们一生的健康走向与饮食习惯的塑造。如果此阶段饮食不当，如长期高油高盐饮食，会给幼儿身体代谢带来沉重负担，还可能致使味觉偏好固化，影响日后饮食结构的均衡。本项目精准聚焦2～3岁幼儿喂养阶段，包括熟悉幼儿膳食指南，从食材的合理搭配到烹饪方式的选择，都有详细的介绍；同时，着重培养幼儿良好饮食习惯，纠正偏食、挑食等常见问题。

通过本项目学习，能清晰认知到自身在幼儿喂养环节肩负的重大责任，这种责任意识将化作实际行动，助力幼儿茁壮成长。引导幼儿参与食物选择与制作过程，不仅能让他们了解食物来之不易，更能在心底种下尊重和爱惜食物的种子，从而更好地传承中华民族珍惜粮食的优良传统美德。

学习目标

1. **知识目标**：熟悉2～3岁幼儿的膳食指南。
2. **能力目标**：能够养成幼儿良好的饮食习惯。
3. **素养目标**：形成科学的幼儿喂养观。

知识导图

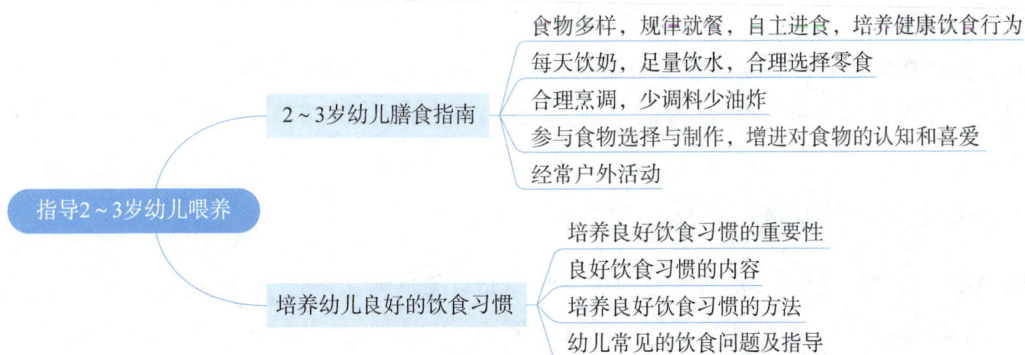

指导2～3岁幼儿喂养
- 2～3岁幼儿膳食指南
  - 食物多样，规律就餐，自主进食，培养健康饮食行为
  - 每天饮奶，足量饮水，合理选择零食
  - 合理烹调，少调料少油炸
  - 参与食物选择与制作，增进对食物的认知和喜爱
  - 经常户外活动
- 培养幼儿良好的饮食习惯
  - 培养良好饮食习惯的重要性
  - 良好饮食习惯的内容
  - 培养良好饮食习惯的方法
  - 幼儿常见的饮食问题及指导

任务一　2～3岁幼儿膳食指南

案例导入

　　胖胖酷爱薯条、炸鸡翅、汉堡等快餐,每周至少吃4次。胖胖的妈妈认为只要孩子喜欢,就应满足其口味,因此她总是根据胖胖的偏好来准备饭菜。你对胖胖妈妈的做法有何看法?

　　2～3岁婴幼儿生长发育速率与婴儿期相比略有下降,但仍处于较高水平。该阶段婴幼儿对各种营养素需求较高,但消化系统尚未完全成熟,因此,我们要建立多样化膳食结构,为婴幼儿一生健康和良好饮食习惯行为奠定基础。

一、食物多样,规律就餐,自主进食,培养健康饮食行为

　　学龄前儿童的均衡营养应由多种食物构成的平衡膳食提供,规律就餐是儿童获得全面充足的食物摄入、促进消化吸收和建立健康饮食行为的保障。鼓励儿童反复尝试新食物的味道、质地,提高对食物的接受度,强化之前建立的多样化膳食模式。随着儿童自我意识、模仿力和好奇心增强,容易出现挑食、偏食和进食不专注,需引导儿童有规律地自主、专心进餐,保持每天3次正餐和2次加餐,尽量固定进餐时间和座位,营造温馨进餐环境。每日膳食应安排3次正餐+2次加餐,加餐在上、下午各1次。

二、每天饮奶,足量饮水,合理选择零食

　　奶类是优质蛋白质和钙的最佳食物来源,应鼓励儿童每天饮奶。2～5岁儿童新陈代谢旺盛、活动量大、出汗多,需要及时补充水分,建议每天水的总摄入量为(含水和汤、奶等)1 300～1 600 mL,其中饮水量为600～800 mL,并以饮白开水为佳,少量多次饮用。零食作为学龄前儿童全天营养的补充,应与加餐相结合,以不影响正餐为前提。多选营养素密度高的食物如奶类、水果、蛋类和坚果等作为零食,不宜选高盐、高脂、高糖食品及含糖饮料。我国儿童的钙摄入量普遍偏低,应鼓励天天饮奶和进食各类奶制品。建议每天饮奶量350～500 mL或相当量奶制品。建议每日饮水量:2～3岁600～700 mL,4～5岁700～800 mL,少量多次饮用(上、下午各2～3次)。

三、合理烹调,少调料少油炸

　　从小培养儿童淡口味有助于形成终身的健康饮食行为,烹制儿童膳食时应控制盐和糖的用量,不加味精、鸡精及辛辣料等调味品,保持食物的原汁原味,让儿童首先品尝和接纳食物的自然味道。建议多采用蒸、煮、炖,少用煎、炒的方式加工食物,有利于儿童食物的消化吸收、控制能量过多摄入以及淡口味的培养。

四、参与食物选择与制作,增进对食物的认知和喜爱

　　家庭和托幼机构应有计划地开展食育活动,为儿童提供更多接触、观察和认识食物的机会:在保证安全的前提下鼓励儿童参与食物选择和烹调加工过程,增进其对食物的认知和喜爱,培养尊重和爱惜食物的意识。

五、经常参加户外活动

　　积极规律的身体活动、较少的久坐及视屏时间和充足的睡眠,有利于学龄前儿童的生长发育和预防超重肥胖、慢性病及近视。应鼓励学龄前儿童经常参加户外活动,每天至少120分钟。同时减少久坐行为和视屏时间,每次久坐时间不超过1小时,每天累计视屏时间不超过1小时,且越少越好。保证儿童

充足睡眠,推荐每天睡眠总时间 10～13 小时,其中包括 1～2 小时午睡时间。家庭、托幼机构和社区要为学龄前儿童创建积极的身体活动支持环境。建议每天结合日常生活多做体育锻炼(玩耍、散步、爬楼梯、收玩具)。适量做较高强度运动和户外活动(骑车、快跑、攀架、跳舞、球类游戏)。每天身体活动总时间＞180 分钟,每天户外活动时间＞120 分钟。减少久坐行为和视屏时间,每天视屏时间累计不超过 1 小时。

学龄前儿童的身高、体重能直接反映其膳食营养和生长发育状况,应定期监测儿童身高、体重等体格指标,及时发现儿童营养健康问题,并做出相应的饮食和运动调整(图 4-1-1)。避免营养不良和超重肥胖,保障儿童健康成长。

视频

4-1-1;24～36 月龄幼儿膳食指南

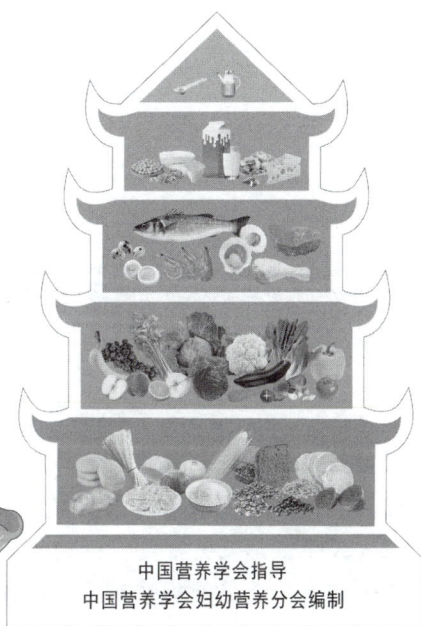

中国学龄前儿童平衡膳食宝塔

依据《中国居民膳食指南(2022)》绘制

中国营养学会 Chinese Nutrition Society

MCNC-CNS 中国营养学会 妇幼营养分会

	2～3岁	4～5岁
盐	<2g	<3g
油	10～20g	20～25g
奶类	350～500g	350～500g
大豆 适当加工	5～15g	15～20g
坚果 适当加工	—	适量
蛋类	50g	50g
畜禽肉鱼类	50～75g	50～75g
蔬菜类	100～200g	150～300g
水果类	100～200g	150～250g
谷类	75～125g	100～150g
薯类	适量	适量
水	600～700mL	700～800mL

- 认识食物,爱惜食物
- 合理烹调
- 培养良好饮食习惯
- 每日饮奶
- 奶类、水果做加餐
- 足量饮水,少喝含糖饮料
- 经常户外运动
- 定期测量体重和身高

中国营养学会指导
中国营养学会妇幼营养分会编制

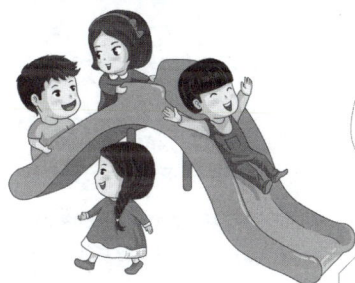

图 4-1-1 2～3 岁幼儿膳食宝塔

育儿宝典

1～3 岁儿童零食管理

(一) 选择好零食的品种

1. 适合儿童的零食

(1) 酸奶、配方奶、奶酪等奶制品:含蛋白质、脂肪、矿物质等营养素,特别是钙含量丰富,应为首选。

(2) 新鲜水果和蔬菜:含丰富的维生素 C、糖分和膳食纤维,可切成小块或小片,还可制成沙拉。

(3) 小面包:2 岁以内宜选用松软的切片吐司面包或奶香小餐包,切成手指大小的条状以便儿童咀嚼;2 岁以上,可以选用杂粮面包或者全麦面包,以帮助儿童摄入更多的膳食纤维和 B 族维生素。

(4) 自制健康饮品:豆浆、果蔬鲜榨汁、南瓜百合羹、玉米汁(需要煮熟过滤)、绿豆沙、菊花水、山楂水等。

2. 不适合儿童的零食

不适合儿童的零食有：洋快餐、薯片、巧克力、泡泡糖、奶片等。

(二) 控制好零食的量,把握好进食的时间,注意进食时的安全

给予儿童零食应适量,一次不宜给予太多,家长可预先准备少量或小包装的零食;进食时间应放在两次正餐之间,尽量与正餐间隔1.5～2小时,以免影响正餐。不让儿童一边玩耍一边吃,也不要在儿童哭闹时给予零食,以免发生意外。

(三) 家长态度要一致

父母和祖(外)父母以及家里的其他亲戚要事先沟通好,对该给儿童吃什么、吃多少、什么时间吃等问题应保持一致的态度。同时,最好不要把零食作为奖励、安慰或讨好儿童的手段。

任务思考

1. 2～3岁幼儿膳食指南的内容有哪些?
2. 对于幼儿吃零食,你怎么看待?

任务二　培养幼儿良好的饮食习惯

案例导入

暖暖2岁了,一直以来都是由爷爷奶奶喂饭。随着即将进入托育机构,妈妈开始担心暖暖还没学会独立进食。因此,她决定开始在家训练孩子独立吃饭。然而,爷爷奶奶却持有不同的看法,认为只要孩子能吃饱,无论采用何种方式吃饭都无关紧要。他们甚至觉得,如果暖暖在托育机构里无法自己吃饭,可以由老师来喂。您如何看待暖暖爷爷奶奶的这种观点?

一、培养良好饮食习惯的重要性

饮食习惯是儿童生活习惯的重要组成部分,良好的饮食习惯不仅能保证儿童正常的食欲,为其生长发育提供充足的营养,而且有利于儿童肠胃功能的发育、完善,使其健康成长。从小培养儿童有规律、愉快、不挑食地进食,养成良好的饮食习惯,能使儿童获益终身。

1岁以后是培养良好饮食习惯的关键期。儿童的具体喂养者对儿童摄食行为有着直接的影响。因此,家长在喂养儿童的时候,要及时纠正儿童不良的饮食习惯,规范儿童的摄食行为,逐步帮助儿童积累和固化良好的饮食行为,让儿童在不知不觉中养成良好的饮食习惯。

二、良好饮食习惯的内容

1. 定时、定位进餐

不要等儿童说饿了才给他提供食物,不规律地吃饭会导致儿童在吃饭的时间只顾着玩或做其他事。相反,定时吃饭可以促进胃液分泌,使儿童的饥饿感加强。1岁后,应从给儿童提前喂饭慢慢过渡到孩子和全家人同一时间吃饭。每餐吃20～30分钟,不要随意延长吃饭的时间,时间一到,即使儿童没吃完也要把饭菜收掉,让儿童知道饭菜是过时不候的,吃饭时要专心。

给儿童准备自己的餐桌和餐具,并把餐桌放在家长餐桌的旁边。这样每次饭菜一上桌,把儿童的座位准备好,他就能产生"要吃饭了"的条件反射。一定要等儿童坐到自己的座位上,才给儿童东西吃。

2.饮食定量,少吃零食

根据儿童的需求,提供相对固定的饭菜量;鼓励儿童进食,但不强迫其进食。如果儿童都吃完了,家长可以口头表扬或给些小奖励,如果没有全部吃完,家长也不要强迫他吃。一顿没吃完,并不会饿着儿童,也不会影响他对营养的摄入,反而可能促进儿童下一顿更好地进食。在餐前、餐后也不要给儿童提供水果、饼干等零食,这样会使儿童的胃里总是有消化不完的食物,到吃正餐时自然就不想吃了。

3.不挑食、偏食,养成细嚼慢咽的习惯

饮食多样才能使人体获得全面的营养,挑食、偏食不仅影响儿童的健康,而且形成固定的口味后,即使长大成人也难以再适应多样化的膳食。

细嚼慢咽有利于食物的消化,能减轻肠胃的负担,促进身体对营养的吸收;细嚼慢咽还可使食物中枢及时得到饱的信号,避免过量饮食。

4.注意饮食卫生和就餐礼仪

帮助儿童养成饭前洗手,饭后擦嘴、漱口的习惯,教导儿童不捡掉在桌上或地上的食物,不喝生水。进餐时不边吃边玩,不大声说笑,用餐时使用自己的杯子和餐具。

三、培养良好饮食习惯的方法

1.创造良好的进餐氛围

家长要为儿童营造轻松、愉快、安静的就餐氛围。在用餐前,家长可以和儿童一起制定菜单,和他讲讲各种食物对身体的好处;快用餐时,让儿童把玩具收好,洗好手并坐到自己的餐桌前;在用餐过程中,允许儿童有一定的选择食物的权利,尽量不强迫儿童吃不喜欢的食物,避免引起其逆反心理。如果儿童暂时难以接受某种食物,一吃就吐出来,家长不要惊慌或责骂,不给儿童压力。家长要做好儿童的榜样,有的家长喜欢一边吃饭一边看电视或吃饭时攀谈、说笑,在耳濡目染之下,儿童也会养成吃饭不专心的坏习惯。当儿童注意力不集中时,可以通过改变声调、低吟儿歌等方法把儿童的兴趣吸引到食物上来。

2.精心烹饪适合儿童的食物

对于挑食和偏食的儿童,家长除了不责骂外,还应该在烹饪饭菜方面下些"功夫",注意食物种类、花色、口味、形状的搭配,以刺激儿童的食欲。某种营养素并不单单存在一种食物中,如果儿童实在"厌恶"某一种食物,家长可以考虑换一种烹饪形式或找另外一种含同样营养成分的食物代替。

3.注意喂养方式和技巧

一般的儿童 8 个月左右就开始有"学吃"的欲望,表现为自己用手去抓取食物。有的家长怕儿童拿手抓饭不卫生,也怕儿童把食物弄得到处都是,就把儿童这一学习冲动给打回去了,使儿童失去了学习的兴趣,让吃饭变成一种被动受喂的行为。家长要注意喂养的方式,在吃饭前先让儿童洗干净手,吃饭时鼓励儿童"学吃"。可以从用手抓开始,逐步过渡到给儿童提供勺子,鼓励他用勺子吃饭。如果怕儿童自己吃不饱,家长也可以一边让儿童自己吃,一边给儿童喂一点。

四、幼儿常见的饮食问题及指导

(一)胃口差

1.表现

(1)家长认知错误。孩子胃口差,家长以为孩子只是近期吃得少或长得慢,过段时间自然会改善,长此以往,会影响幼儿的体格生长,导致营养状况差。

(2)精力充沛状态下的胃口差。幼儿灵敏、活泼且好动,但极少表现出饥饿或对进食感兴趣。

(3)精神萎靡状态下的胃口差。幼儿对进食和周围环境缺少兴趣,与周围的人可能也缺少语言和眼神的交流。

(4)器质性疾病导致的胃口差。幼儿因器质性疾病导致食欲不振,可能存在生长不良、营养缺乏。

2.指导

(1)科学、合理地安排用餐时间,两餐间隔不少于 3.5 小时。

视频

4-2-1:幼儿良好
饮食习惯的培养

(2) 幼儿在正餐时间吃得少或不吃,可在两次正餐之间提供少量点心。

(3) 增加活动量,使幼儿产生饥饿感。

(4) 食物色香味俱全,增加幼儿的食欲。

(5) 不强迫幼儿进食。

(二) 挑食

1. 表现

(1) 家长认知错误。"厌新"是18～24月龄幼儿常见的一种现象,需要家长耐心地反复尝试,使幼儿接受新食物。

(2) 轻度挑食。轻度挑食是幼儿对某种或某类食物表现出特别的偏爱或厌恶,但体格生长和营养状况通常没有问题。

(3) 重度挑食。幼儿因为口味、质地、气味、外观等原因拒绝某类食物,可能会导致营养素摄入不均衡或者使口腔功能受影响。

(4) 器质性疾病导致的挑食。常见于发育迟缓的幼儿,这类幼儿对某些食物表现出高度敏感。

2. 指导

(1) 鼓励幼儿尝试接受新事物。

(2) 对幼儿对某些特定食物的抗拒表示理解,不强迫幼儿进食。

(3) 幼儿爱模仿,家长应树立不挑食的良好榜样。

(4) 逐渐增加新食物在膳食中的比例,循序渐进。

(三) 进食恐惧

1. 表现

幼儿进食恐惧是指幼儿有过不良的进食经历,导致其看见食物、奶瓶、餐具就会恐惧或焦躁不安。

(1) 家长认知错误。常见的过度哭闹现象可能与功能性胃肠病或食物过敏等相关,家长误以为是幼儿拒食。

(2) 大龄幼儿进食恐惧。大龄幼儿经历过呛咳、呕吐、强迫喂养等事件,导致对进食产生恐惧。

(3) 器质性疾病导致的进食恐惧。由器质性疾病导致的进食疼、插管等不良事件造成幼儿对进食产生恐惧。

2. 指导

视频

4-2-2:幼儿常见的不良饮食习惯

幼儿对进食有明显恐惧,看到食物或奶瓶就哭闹,或者通过躲避、拒绝张口来抗拒进食时,需要创造愉快进食的宽松环境并进行调整。

(1) 了解喂养史,如幼儿是否有过不良进食体验(噎食等)。

(2) 如幼儿对某种食物恐惧,可先规避一段时间。

(3) 替换让幼儿产生恐惧或厌恶的餐具。

(4) 不强迫幼儿进食,不在进餐时批评指责幼儿。

育儿宝典

儿童需要补充益生菌吗?

目前市面上很多儿童食品都自称添加了益生菌。那么益生菌是什么,究竟对儿童身体有无益处? 它需要长期吃吗?

益生菌是一类对宿主有益的活性微生物,定植于人体肠道及生殖系统内,其中肠道益生菌含有各种酶,可以水解蛋白质和碳水化合物,使脂肪皂化,溶解纤维素,合成人体需要的维生素K和维生素B,对人体健康有非常重要的作用。

益生菌主要用于两种情况:一是长期使用抗生素,使抗生素不仅杀死致病菌,也同时杀死与之同存的益生菌;二是因为腹泻造成大量益生菌丢失,造成肠道菌群失衡。儿童若要补充益生菌也需在医生指导下短期使用,不能长期使用。

　　对于发育正常的儿童,完全没有必要额外补充益生菌,因为儿童消化道就有益生菌,如双歧杆菌/乳酸杆菌等。长期使用益生菌制剂会使人体肠道产生依赖性,医学上称为益生菌依赖症。一旦患上益生菌依赖症,终身都将依靠和使用人工合成的口服益生菌产品来维持生命的健康状态。

任务思考

1. 简述培养良好饮食习惯的重要性
2. 良好饮食习惯的内容有哪些?
3. 简述培养良好饮食习惯的方法。
4. 阐述幼儿常见的饮食问题及指导策略。

实训实践

指导养成良好饮食习惯的实践任务单

任务名称:指导养成良好饮食习惯

任务要求:结合案例,分析存在问题,并提出解决策略(表 4-2-1)。

任务目标:能够结合所学知识开展指导。

表 4-2-1　解决策略

案　　例	指导策略
小米是一名托大班幼儿,她的爸爸妈妈平常工作很忙,所以小米是由外婆带大的。外婆非常宠爱外甥女,平时做的饭菜都是小米爱吃的	
吃饭也是喂饭的形式	
在托班里,小米自己吃饭的能力比较弱,总是慢吞吞的	

赛证链接

单选题

在线练习

1. (　　)是不合理的营养要求。
   A. 避免偏食和挑食　　　　　　　　　B. 合理膳食
   C. 只吃素食　　　　　　　　　　　　D. 定期加强某些营养素的供应
   　　　　　　　　　　　　　　　　(选自《育婴员职业技能等级鉴定题库(三级)》)

2. 食品中的添加剂"三精"指(　　)。
   A. 糖精　　　　　　B. 香精　　　　　　C. 食用色精　　　　D. 以上都是
   　　　　　　　　　　　　　　　　(选自《育婴员职业技能等级鉴定题库(三级)》)

3. 蔬菜与水果、水果与水果汁关系:(　　)。
   A. 蔬菜不能代替水果　　　　　　　　B. 蔬菜可以代替水果
   C. 蔬菜可以代替水果汁　　　　　　　D. 水果汁可以代替水果
   　　　　　　　　　　　　　　　　(选自《育婴员职业技能等级鉴定题库(四级)》)

4. 辅助婴幼儿进餐应注意(　　)。
   A. 不要边吃边玩　　　　B. 不挑食　　　　　C. 不剩饭菜　　　　D. 以上都是
   　　　　　　　　　　　　　　　　(选自《育婴员职业技能等级鉴定题库(四级)》)

项目五 认识家庭膳食管理与食品安全

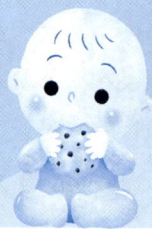

💡 **项目导读**

　　婴幼儿家庭膳食管理对于确保婴幼儿的健康成长至关重要，强调了家长的责任感，这不仅关系到婴幼儿的成长，而且体现了对下一代健康的承诺。此外，培养家庭成员之间的和谐合作精神，鼓励家庭成员共同为婴幼儿的健康出力，突显了家庭对婴幼儿关爱教育的核心价值，并推动家庭和社会更加关注婴幼儿的健康饮食。

　　本项目深入探讨了家庭膳食管理的内涵，明确了其包含的原则和丰富内容。从食材的选择、营养的均衡搭配，到烹饪方法的挑选，全面理解家庭膳食管理的核心要素，为后续的实践操作打下坚实的理论基础。同时，培养良好的饮食习惯和实用方法。在项目推进的过程中，帮助学习者逐步建立健康的饮食观念。深刻理解饮食与健康之间的紧密联系，摒弃不良的饮食习惯，以积极和科学的态度对待家庭膳食，从而确保家庭成员的健康得到保障。

📖 **学习目标**

1. **知识目标**：了解家庭膳食管理的内涵、原则和内容。
2. **能力目标**：掌握良好饮食习惯的方法。
3. **素养目标**：形成健康的饮食观。

⚙ **知识导图**

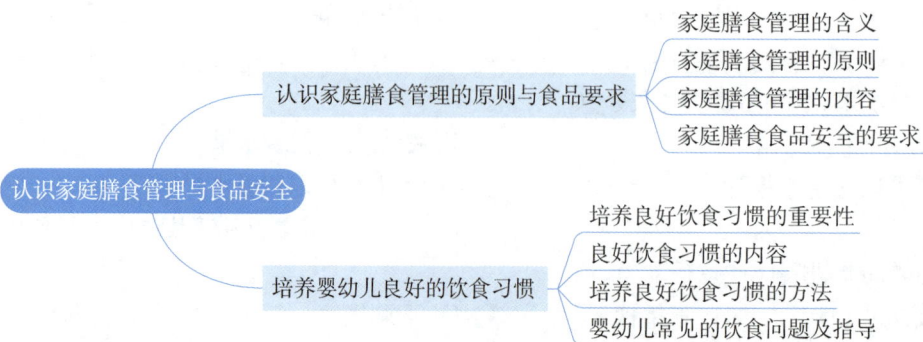

任务一　　认识家庭膳食管理的原则

案例导入

　　小红的奶奶与父亲因小红的饮食问题产生了多次争执。奶奶感到委屈:"我每天辛劳地为你们准备饭菜,却换来了满腹牢骚。他们说这食物缺乏营养,不配出现在餐桌上;那些蔬菜太长,小红怎么咽得下去? 小红不吃饭,就不让她吃,为何还要哄着追着让她吃呢? ……"奶奶甚至援引"传统做法"——"你们兄妹三人都是这样被我带大的,现在不也都是大学毕业,拥有一份体面的工作了吗?"以此来证明自己的家庭膳食安排是完全正确的。

　　在小红的案例中,家庭的膳食安排是否恰当? 婴幼儿家庭的膳食管理应该遵循哪些原则? 如何合理规划家庭膳食呢?

一、家庭膳食管理的含义

　　婴幼儿家庭膳食管理是指家长对婴幼儿的吃喝进行科学安排,并付诸行动,以便婴幼儿从各种各样的食物中获取全面充足的营养,进而促进健康成长,增强体质。

二、家庭膳食管理的原则

　　要实现婴幼儿膳食合理、均衡、营养充足的目标,父母或其他照护人对其膳食进行管理是非常必要的。一般来说,家长在管理、安排膳食时,至少需要注意以下几个方面。

(一)家长要以身作则

　　家庭成员的饮食习惯良好,常常能起到表率作用。婴幼儿并非生来就爱挑食,他们对于食物的选择,多是家长在日常生活中对其有意培养或无意影响的结果。尤其是 0~3 岁的婴幼儿,他们逐渐开始有自我意识,如果家长能以身作则带头吃各种食物,那么幼儿就会以他们为榜样。因此,要想让婴幼儿接受并食用各种各样的食物,家长要首先做到欣然接受并让各种各样的食物摆上餐桌。

(二)家庭成员要达成共识

　　在婴幼儿饮食方面,家庭成员尤其是父母与祖辈之间务必要达成共识。在行动方面要相互支持,前后呼应。否则,父母认为这些食物有营养,母亲认为那些食物更有价值,奶奶主张这些食物应该这样烹调,爷爷则有其他不同的想法。这样会让幼儿无所适从,不知道该听谁的。同时,也会导致婴幼儿觉得有空子可钻,遇到自己不想吃的食物或有不良饮食习惯时,便寻求某一方面的支持保护,从而使科学的膳食安排无法实施。所以,平时要协调好一家人的想法,避免在婴幼儿进餐时发生矛盾。

(三)结合托幼园所膳食做出统筹安排

　　家庭在为婴幼儿准备膳食时,还要顾及托幼园所的膳食安排。如中午托幼园所安排了牛肉炖土豆,晚上则可以安排鸡肉或者鱼肉,而不要继续安排牛肉。

　　家长可以借鉴托幼园所的膳食安排及做法,在节假日的时候,为婴幼儿安排与托幼园所类似的餐点,使其良好的饮食习惯建立得更加牢固。

　　家长甚至可以就家庭中的膳食疑惑请教托幼园所的营养师或卫生保健人员,以便从他们那里"取经",为婴幼儿准备更加科学、营养、可口的饭菜。

(四)尊重婴幼儿的个体差异

　　家长要充分估计和正确认识婴幼儿在进餐过程中表现出来的个体差异,如接受和适应新事物的快慢、对口味的选择以及对食物的偏爱等,不能将别人的经验生搬硬套,直接用在自己孩子身上。如有些幼儿不喜欢吃"塞牙齿""难嚼"的青菜,有的幼儿不喜欢吃有特殊气味的芹菜等,我们要根据幼儿的口味进行调整。

(五)表扬、鼓励与提要求相结合

采取表扬、鼓励与提要求相结合的方法,既可调动孩子的积极性、又可规范孩子的行为。例如,对吃饭时跑来跑去的孩子,家长可说"你是好宝宝,吃饭的时候不能到处乱跑"。如果父母只采取单纯表扬的方法,而不对孩子提出正确的行为要求,那么也是无效的。

育儿宝典

不要给宝宝喂饭

很多父母给孩子喂饭,无非是想让不肯好好吃饭的孩子多吃一点儿,怕孩子饿着。但从医学的角度分析,这不是一种科学的办法,如果长期这样还会影响孩子的身心健康和智力发育:

(1)父母给孩子喂饭易导致孩子不能将食物充分咀嚼,从而影响孩子牙齿和脸部肌肉的正常发育,同时也会影响孩子的消化吸收功能。

(2)父母一边喂饭一边催促孩子快吃,长时间下去会导致孩子把吃饭当成一种负担,甚至对吃饭有抵触情绪,出现厌食、挑食,边吃边玩。时间长了会造成孩子注意力不集中,从而影响孩子的自制力,影响今后的学习。

(3)也有的家长对孩子不吃饭讲一些条件,例如,有的家长会对婴幼儿说:"宝宝吃饭,饭后妈妈给你买一个玩具。"这样会使孩子认为通过不吃饭可获得想要的东西。

(4)有时孩子已经吃不下了,但家长还是想方设法让孩子多吃,甚至应用填鸭式喂养。过量喂养有可能使孩子的胃容量增加,易出现儿童肥胖症。

与其喂孩子吃饭,不如在饭菜的品种上下功夫,做到色香味美,激发孩子的食欲。对贪玩的孩子最好是固定就餐时间,不要饱一顿,饿一顿。给孩子固定进餐的位置,饭前不吃零食,不能让孩子边吃边看电视。注意孩子的饮食习惯,观察孩子对什么食物更感兴趣,看孩子喜欢吃什么、不喜欢吃什么,不断调整饮食方案,促进孩子的食欲。定量食谱应有弹性,即在一定时间范围内控制总的进食量,而不必计较某两顿饭量。所定食谱是否合理,应以宝宝体重及健康状况为评价参考,而不是家长的感受。

任务思考

1. 什么是家庭膳食管理?
2. 简述家庭膳食管理的原则。

任务二　了解家庭膳食管理的内容和食品安全要求

案例导入

为了培养欣欣的独立性,妈妈鼓励2岁的她帮忙摆放凳子,以及到厨房协助拿取碗筷。然而,奶奶认为孩子尚年幼,不应承担这些家务。对此,您有何看法?

一、家庭膳食管理的内容

婴幼儿家庭膳食管理的内容包括做好膳食计划、精心制作食物、保证饮食卫生、营造良好的进餐环境、培养良好进餐习惯、注意进餐细节、关注婴幼儿体重七个方面。

(一) 做好膳食计划

要想婴幼儿吃得健康、吃得适量且质量高,就必然需要家长在膳食安排方面多下一些功夫。

1. 把好食物采购关

家长应根据婴幼儿的营养需求及本地市场的供应情况,因地制宜选择物美价廉、营养丰富的食物,多采购当季的新鲜蔬菜、水果。

2. 注意食物互补

家长在安排膳食时要做好搭配,如粗细粮、主副食、荤素、干稀、咸甜、软硬的搭配,充分发挥食物中营养素的互补作用,以提高其营养价值。

(二) 精心制作食物

有了食物原材料之后,家长的精心配制、悉心烹调也是非常关键的一环,所以我们要根据婴幼儿的特点精心制作。在餐点制作过程中,家长要努力做到软硬适中,清淡、温度适宜,以易于婴幼儿消化吸收。

经常改变食物的制作方式。家长可以想方设法变换制作方式,交替运用炒、熘、爆、煸、煮、烫、蒸、烧、炖、烩等不同的烹饪方式,以满足婴幼儿膳食色、香、味、形兼备的要求。例如鸡蛋可以蒸着吃,可以做汤吃,也可以煎着吃。这样一来,大大增加了婴幼儿对菜肴的新鲜感,增加了婴幼儿对食物的兴趣。

食物的作用主要来自"食"之后产生的效果,而非"看",所以在食物的加工清洗、烹调等过程中,还要最大限度地保存食物中的营养素。

(三) 保证饮食卫生

为婴幼儿准备食物的过程中要经常洗手,一般来说,在处理生的畜、禽、鱼后,准备熟食前,饭前及便后都应该用肥皂及流动的水认真洗手;厨房里准备两套刀和砧板,分别处理生、熟食;婴幼儿的餐具最好用远红外线或者蒸煮的方法进行消毒后再使用;外买熟食需要加热后再食用;不要让婴幼儿吃隔餐饭菜,如果一定要吃,需要热透后再吃。

(四) 营造良好的进餐环境

一般来说,想要营造促进婴幼儿进食的环境氛围,家人及婴幼儿需要在如下几个方面做出努力:

1. 就餐环境做到清洁、安静

将婴幼儿的注意力吸引到进食上,甚至会促进消化液的分泌。

2. 让幼儿一起参加开饭前的准备工作

可以让婴幼儿分发筷子、拿勺子、准备餐巾纸等,稍大一点的幼儿,可以进行简单的淘米、洗菜等,这样能够激发幼儿的成就感和主人翁意识,进而激发其食欲。

3. 家庭成员尽量一起进餐

家庭成员同聚一桌进餐,大家相互沟通、相互学习,培养了成员间的亲近感、安全感,以及一种特别的归属感。对于善于观察和模仿长辈、哥哥姐姐进餐习惯的婴幼儿来说,更是获益良多。

4. 保持进餐时的愉快氛围

家长不要在就餐时训斥、打骂婴幼儿,更不可强迫婴幼儿进食某一种食物,或是强迫吃成人认为应该吃的饭量,而要尽可能让婴幼儿保持愉悦的心情去享受进餐的过程。

(五) 培养良好的进餐习惯

我们要培养婴幼儿独立自主进食,定时、定量进餐,专心进食,饭前洗手、饭后漱口等良好的进餐习惯。

(六) 注意进餐的细节

为了让婴幼儿顺利、有效地进餐,成人一般需要注意进餐细节:为婴幼儿提供小份的饭菜,这样婴幼儿有可能还会要求添加饭菜;吃饭前只能喝少量的果汁、汤水;限制糖、含糖饮料、高脂肪食物等的摄入;临睡前1小时内不进食。

（七）关注婴幼儿的体重

婴幼儿的体重是监测饮食质量的一项重要指标。体重增加不理想，除了有疾病或生活日程安排不当的原因，还可能是饮食营养不足导致的。家长要通过体检了解婴幼儿的血红蛋白、钙、铁、锌等含量情况，以便做更为细致的膳食安排。

二、家庭膳食食品安全的要求

视频

5-2-1:婴幼儿家庭膳食管理的内容

1. 食物要新鲜

食物要保持新鲜，防止污染变质。尤其在夏秋季，尽量每日制备新鲜食物。

2. 安静而愉快的环境

安静的气氛可使婴幼儿专心进食。不要逗笑、打骂惹哭婴幼儿。如果婴幼儿被逗笑或惹哭，食物容易误吸入气管，引起窒息。

3. 使用有带子的围兜或反穿围衣

进食时不要用餐巾，因为餐巾容易被婴幼儿拉下，致使热汤、热粥打翻而烫伤孩子。

4. 热汤、热粥、热水瓶等要收好

不要放在桌子边，否则孩子会伸手去抓，碰倒后会被烫伤。

5. 使用有围带护身的靠背高型座椅

婴幼儿不易爬出又能坐稳安全进食。

6. 花生、瓜子、糖丸和带核、带刺、带骨的食物要保管好

避免婴幼儿抓到后放在嘴里，会不慎吞入气管发生意外。

7. 不要一手抱孩子一手烧菜

以免婴幼儿接近火源或被锅里溅出的热油烫伤。

8. 不要手抱孩子，一手开冰箱取物

因为这样易使婴幼儿将手伸入冰箱抓物时，被弹回的冰箱门压伤。

育儿宝典

和大人同桌吃饭

让婴儿上桌同大人一起吃饭。家长可把婴儿的餐桌椅放在大人饭桌的旁边，让婴儿同大人一起在桌上用餐。婴儿坐在妈妈身边，可以自己拿勺吃1～2勺，妈妈也帮着喂几勺。婴儿喜欢尝大人的菜，尝各种味道，有时大人评论这道菜很"鲜""咸了一点""放点醋更好""要加些酱油"等，婴儿会边品尝边理解大人的话语。单独给婴儿喂饭时婴儿会躲避，或者不爱吃，但是和大人一起吃饭时婴儿胃口就变好了，因为大家在吃饭时都很高兴，各种菜都摆开，选择的味道较多。婴儿不愿意吃单为他准备的东西，大人吃饭时他要抢筷子，要尝大人的食物。和大人同桌吃饭可以使婴儿得到更大满足，而且学习吃的愿望增强，词汇的理解也比较快。

任务思考

1. 简述家庭膳食管理的内容。
2. 简述家庭膳食食品安全的要求。

实训实践

家庭膳食计划任务单

任务名称: 科学规划家庭膳食

任务要求: 结合家庭膳食的内容，规划科学的膳食计划（表5-2-1）。

任务目标: 能够结合所学知识开展科学指导。

表 5-2-1 家庭膳食计划

案 例	膳食管理计划
小红的奶奶和爸爸因小红的吃饭问题发生了不少争执。小红的奶奶很无辜地说:我天天辛辛苦苦做饭给你们吃,结果落得一身埋怨。说这个食物没营养,怎么能上餐桌? 那个蔬菜那么长,小红怎么能吃下去? 小红不吃饭就不让她吃,为啥还要哄着追着让她吃? ……奶奶甚至搬出"老皇历"——"你们兄弟姐妹三人都是我这样带大的,现在不也是一个个都大学毕业,都有一份体面的工作了"来证明自己的家庭膳食安排没有任何问题	1. 膳食管理目标 2. 具体计划

赛证 链接

在线练习

单选题

1. 下列哪种情况会引起喂养过度? (　　　)

A. 喂奶时的速度过快 　　　　　　B. 给婴儿的食物过杂

C. 给婴儿喂养的次数过多 　　　　D. 给婴儿喂食了不易消化的食物

（选自《育婴员职业技能等级鉴定题库(四级)》）

2. 必须结合孩子的活动量大小与热能消耗量的多少来妥善地配制食物,才能保证营养平衡,做到(　　　)的平衡。

A. 膳食 　　　B. 供给和消耗 　　　C. 细胞内、外液 　　　D. 电解质

（选自《育婴员职业技能等级鉴定题库(三级)》）

3. 讲究食物的色、香、味,(　　　)。

A. 应尽量减少食物营养素损失 　　B. 使食物更适合婴幼儿的口味

C. 让食物便于消化和吸收 　　　　D. 以上都是

（选自《育婴员职业技能等级鉴定题库(三级)》）

4. 烹制婴儿食物注意事项:膳食(　　　)。

A. 尽量清淡 　　　　　　　　　　B. 不要过油、过生、过硬

C. 不要过咸、过浓 　　　　　　　D. 以上都是

（选自《育婴员职业技能等级鉴定题库(三级)》）

项目六 了解托育机构膳食管理与食品安全

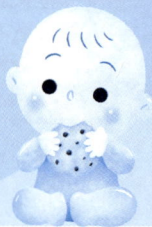

项目导读

在婴幼儿成长的关键时期,托育机构的膳食管理扮演着至关重要的角色。托育机构的膳食管理不仅彰显了强烈的社会责任感与使命感,而且每一位参与其中的工作人员都肩负着培养健康下一代的重任。托育机构的膳食管理包括计划、供应、评价等多个环节,这些环节直接关系到婴幼儿的健康成长。这不仅是保障婴幼儿正常发育的基础工作,还深刻影响着托育机构的整体质量。

本项目聚焦于托育机构膳食管理,旨在帮助学习者全面掌握相关知识、提升实践能力并培养必备素养。通过深入学习,系统了解托育机构膳食管理的重要性,认识到它不仅关乎婴幼儿个体的健康发育,还与托育机构整体质量紧密相关。这将助力学习者形成牢固的托育机构膳食食品安全意识,深刻认识到保障食品安全是托育工作者的基本职责,在未来工作中时刻坚守食品安全底线,为婴幼儿提供安全、营养的膳食。

学习目标

1. **知识目标**:了解托育机构膳食管理的意义、内容及过程。
2. **能力目标**:根据托育机构膳食管理的制度开展工作。
3. **素养目标**:形成托育机构膳食食品安全意识。

知识导图

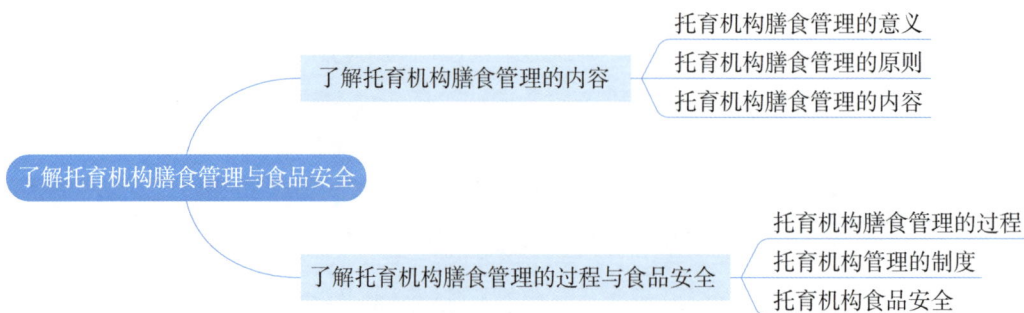

了解托育机构膳食管理与食品安全
- 了解托育机构膳食管理的内容
  - 托育机构膳食管理的意义
  - 托育机构膳食管理的原则
  - 托育机构膳食管理的内容
- 了解托育机构膳食管理的过程与食品安全
  - 托育机构膳食管理的过程
  - 托育机构管理的制度
  - 托育机构食品安全

任务一　了解托育机构膳食管理的内容

案例导入

张园长作为一家托育机构的负责人,她坚信:婴幼儿的膳食直接关系到他们的健康成长,同时也深深牵动着每一位家长的心弦。基于此,她将膳食管理视为托育机构的核心任务之一。您对张园长的做法有何看法?

一、托育机构膳食管理的意义

托育机构膳食管理是对托育机构的膳食工作计划、膳食供应、膳食评价等进行组织、管理、检查、评价的过程,以促进婴幼儿的健康成长。合理的饮食能维护健康、预防疾病、保持生命活力、促进婴幼儿的健康。搞好托育机构的膳食工作,保证婴幼儿获得生长发育和活动所必需的营养,是托育机构管理工作中的一项重要任务。

(一) 膳食管理是保障婴幼儿正常生长发育、健康成长的基础性工作

教育家陈鹤琴先生充分认识到健康对儿童个体及国家前途的意义,认为健全的身体是一个人做人、做事、做学问的基础,"要知道强国,必先强种,强种先强身,要强身先要注意幼年的儿童"。而合理的膳食是婴幼儿健康的基础,合理调配婴幼儿的营养膳食对婴幼儿的身体健康起着至关重要的作用。

(二) 膳食管理的质量直接影响到托育机构的整体质量

托育机构的膳食管理需要托育园所各方面工作人员的全力配合才能完成,膳食管理的情况将会直接影响到托育机构的教育教学及家长工作的开展,很大程度上决定了托育机构的整体质量。

二、托育机构膳食管理的原则

(一) 遵循法律法规的原则

托育机构食堂应当按照《中华人民共和国食品安全法》《中华人民共和国食品安全法实施条例》以及《餐饮服务许可管理办法》《餐饮服务食品安全监督管理办法》《学校食堂与学生集体用餐卫生管理规定》等有关法律法规和规章的要求,取得"餐饮服务许可证",建立健全各项食品安全管理制度。

(二) 安全原则

严格执行食品安全工作要求,配备食堂从业、管理人员和食品安全监管人员,制订各岗位工作职责,上岗前应当参加食品安全法律法规和儿童营养等专业知识培训。做好儿童膳食管理工作,为婴幼儿提供符合营养要求的平衡膳食。

食品应当在具有"食品生产许可证"或"食品流通许可证"的单位采购。食品进货前必须采购查验及索票、索证,托育机构应建立食品采购和验收记录。

(三) 专人专管原则

幼儿膳食应当专人负责,建立有家长代表参加的膳食委员会并定期召开会议,进行民主管理。工作人员与儿童膳食要严格分开,幼儿膳食费专款专用,账目每月公布,每学期膳食收支盈亏不超过 2%。

(四) 清洁消毒原则

托育机构食堂应当每日清扫、消毒,保持内外环境整洁。食品加工用具必须生熟标识明确、分开使用、定位存放。餐饮具、熟食盛器应在食堂或清洗消毒间集中清洗消毒,消毒后保洁存放。库存食品应当分类、注有标识、注明保质日期、定位储藏。禁止加工变质有毒、不洁、超过保质期的食物,不得制作和

提供冷荤凉菜。留样食品应当按品种分别盛放于清洗消毒后的密闭专用容器内,在冷藏条件下存放48小时以上;每样品种不少于100 g以满足检验需要,并做好记录。

三、托育机构膳食管理的内容

托育机构膳食管理内容包括托育机构膳食行政管理、饮食安全管理、营养食谱管理、班级进餐管理。

(一)膳食行政管理

托育机构膳食行政管理包括确定膳食管理目标、制订膳食管理计划、明确工作管理人员及其权责关系、组织膳食管理各环节工作、监控调整膳食管理过程(如建立激励机制、监督系统和制定奖惩条例等)。一般来说,托育机构膳食行政管理由分管行政的副园长负责。为了更好地开展膳食行政管理,托幼机构需要成立膳食委员会(图6-1-1)。膳食委员会要吸纳家长代表参加,定期召开会议并做好会议记录。

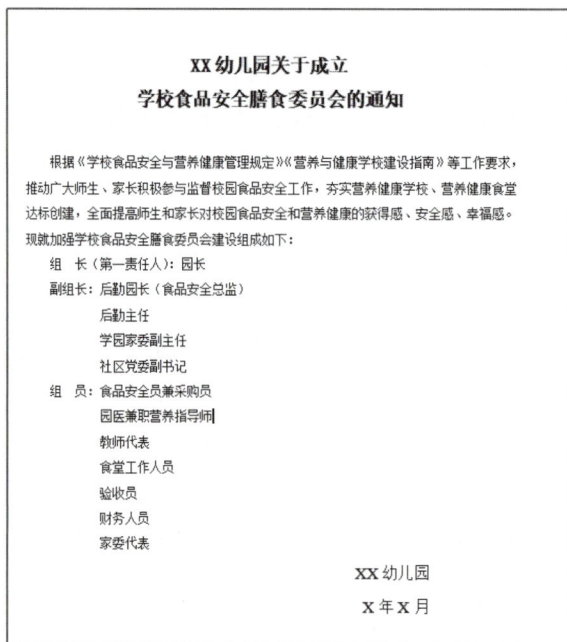

图6-1-1 膳食委员会组成

(二)饮食安全管理

饮食安全管理主要包括:制定食品安全管理制度(如食堂安全管理制度、食堂卫生管理制度、食物中毒紧急处理预案),建立饮食卫生安全责任制等;组织监督检查食品安全工作,定期与不定期开展食品卫生与安全检查,每周定期检查食品安全工作并填写阶段性食品安全检查表,同时与不定期抽查相结合,保障监督检查贯穿膳食工作全过程;制定托幼机构饮食留验制度,安排饮食留验负责人员,监督饮食留验过程规范操作,管理留验食品盛放器具。

(三)营养食谱编制

为幼儿提供健康且美味的膳食并协助他们培养良好的饮食习惯,应是托育机构设计食谱前所确定的目标。在设计健康食谱时,要注意以下几点:

1. 营养均衡

在设计食谱时,托育机构应当根据婴幼儿的生理需求,以《中国居民膳食指南(2022)》精神为指导,并参考中国居民膳食营养素参考摄入量(DRIs)和各类食物每日参考摄入量,为机构婴幼儿供应营养均衡的膳食,以促进其身体发育与学习能力的提升。

2. 定时进食

一般来说,频繁进食会导致食物过量,但婴幼儿日常活动量大,胃部容量小,热量消耗快、易饿和营养需求大,需要定时补充热量和营养。因此,一个适当的进食时间表对托育机构和幼儿来说是十分重要的(表6-1-1)。

表6-1-1　XX幼儿园托大班一日餐点时间表

上午	9:10~9:35	自助点心
	11:10~11:40	午餐时间
下午	3:00~3:25	盥洗、点心

3. 食谱周期

计划食谱周期,以免食物过分重复而减少婴幼儿对食物的兴趣和影响营养摄取,建议食谱每周设定一次(表6-1-2)。

表6-1-2　××幼儿园托大班幼儿食谱

星期一			星期二			星期三			星期四			星期五		
午餐			午餐			午餐			午餐			午餐		
藜麦饭、马铃薯焖肉、番茄炒蛋、排骨裙带黄豆汤			瘦肉鲨鱼面线、熊猫包、明虾			状元及第粥、红糖馒头			意大利面、文蛤蛋肠黄瓜汤			红菇米粉汤、黄金糕		
早点	午点	水果	早点	午点	水果	早点	午点	水果	早点	午点	水果	早点	午点	水果
牛奶小蒸蛋板栗	燕麦豆浆杂粮沙律餐包	香蕉无籽红提	牛奶老婆饼草莓干	花生芋头红枣汤	圣女果黄杨桃	红豆豆浆椰丝蛋糕开心果	牛奶芋泥餐包	蓝莓苹果	学生奶瑞士卷葡萄干	花生核桃浆牛奶小茶点	脐橙火龙果	牛奶小熊饼干地瓜干	牛肉羹汤	沃柑青提

4. 进食兴趣

幼儿期是儿童认识和探索世界的重要阶段,他们对周围事物(包括食物)都充满好奇心,所以托育机构可利用不同种类、颜色、形状或质感的食物提升菜式的吸引力,增加幼儿进食的兴趣。此外,食材多元化不但有助于幼儿吸收更全面的营养,而且亦能搭配出不同的菜式,令菜式更具吸引力,让幼儿能更积极地尝试不同口味和质感的食物。

如何让幼儿接受新食物? 建议托育机构可尝试为幼儿提供新食物前开展教学活动,先让幼儿认识该食物,以增加幼儿对食物的接受程度。

婴幼儿一般不喜欢太硬或容易引起哽咽的食物(如连骨肉类、根茎叶、太干或太黏稠的食物)。托育机构在提供此类食物前,应考虑食物的安全性,并在准备或烹调食物时作适当的安排。此外,幼儿可能需要多次尝试(约10次以上)才接受新食物,别因幼儿拒食而停止供应(图6-1-2)。

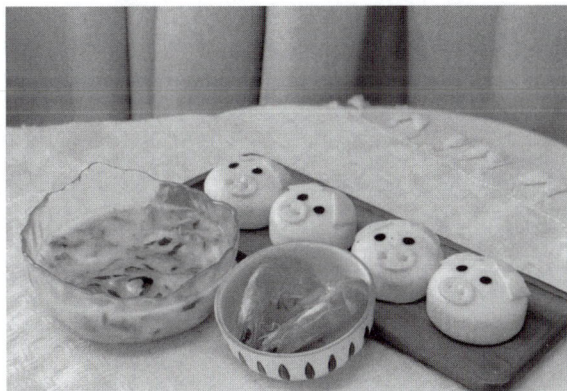

图6-1-2　托育机构餐点

育儿宝典

《托儿所幼儿园卫生保健工作规范》中对"膳食营养"的相关要求如下。

（1）托幼机构应当根据儿童生理需求，以《中国居民膳食指南（2022）》为指导，参照中国居民膳食营养素参考摄入量（DRIs）和各类食物每日参考摄入量，制订儿童膳食计划。

（2）根据膳食计划制订带量食谱，1～2周更换一次。食物品种要多样化且合理搭配。

（3）在主副食的选料、洗涤、切配、烹调过程中，方法应当科学、合理，减少营养素的损失，符合儿童口味清淡、营养合理的要求。烹调食物注意色、香、味、形，提高儿童的进食兴趣。

（4）托幼机构至少每季度进行一次膳食调查和营养评估。全日制托幼机构的儿童热量和蛋白质平均摄入量应当达到"DRIs"规定的 80％以上，寄宿制托幼机构应当达到"DRIs"规定的 90％以上。维生素 A、维生素 B_1、维生素 B_2、维生素 C 及矿物质钙、铁、锌等应当达到"DRIs"规定的 80％以上。三大营养素热量占总热量的百分比分别是：蛋白质 12％～15％、脂肪 30％～35％、碳水化合物 50％～60％。每日早餐、午餐、晚餐热量分配比例分别为 30％、40％和 30％。优质蛋白质占蛋白质总量的 50％以上。

（5）有条件的托幼机构可为贫血、营养不良、食物过敏等儿童提供特殊膳食。不供正餐的托幼机构，每日应至少提供一次点心。

任务思考

1. 简述托育机构膳食管理的意义。
2. 简述托育机构膳食管理的原则。
3. 简述托育机构膳食管理的内容。

任务二　了解托育机构膳食管理的过程与食品安全

案例导入

张阿姨在一家托育机构担任保育员。某日上午，由于人手不足，保健医生请求张阿姨帮忙将采购的菜品送往食堂。然而，张阿姨拒绝了这一请求，认为这并非她的职责所在。对此，你有何看法？

一、托育机构膳食管理的过程

（一）托育机构膳食管理过程的含义

用管理过程的基本理论指导托育机构膳食管理实践，不断优化管理过程的各个环节和管理全过程，使得各项工作处于"有序"的状态，对于提高托育机构膳食管理水平具有重要意义。

美国管理学家戴明（W. E. Deming）将管理过程归纳为计划（plan）、实行（do）、检查（check）、总结（action）四个基本环节，这四个阶段有序地安排在圆环之中，随着圆环的不断循环，螺旋上升，管理活动也不断地向前发展。将"戴明环"运用于托育机构膳食管理过程，有助于托育机构膳食管理过程有序地运行，提高管理成效。

（二）托育机构膳食管理的过程

1. 托育机构膳食管理计划的制订

制订托育机构膳食管理计划需要依据托育机构膳食管理工作计划、卫生保健工作计划，与计划中的相应部分保持一致和兼容,具体包括托育机构膳食工作目标、工作内容、工作分工、实施方法和效果评价等内容。

托育机构膳食管理计划制订时需考虑以下内容:首先,膳食管理计划制订时要根据《托儿所幼儿园卫生保健工作规范》《托幼机构管理工作计划》《托幼机构卫生保健工作计划》等,并与相关内容保持一致。其次,托育机构膳食管理计划要以上学期膳食管理总结出的经验和问题为基础。例如,通过调查、分析得出,上学期托大班幼儿剩余饭菜较多的原因是膳食制作还不够精细,在色、香、味上还不能满足小班幼儿的需求。那么,制作适合托大班幼儿进餐的食物应是本学期工作的目标之一。此外,制订托幼园所膳食管理计划还需要根据婴幼儿营养理论、营养素摄入要求、季节特点、科学烹饪、食品卫生、家长工作等要求来制订一份切实可行、有明确目标和具体实施措施,又符合本园实际情况的膳食管理计划。

2. 托育机构膳食工作的组织与实施

托育机构膳食工作的组织与实施包括人员分工、流程安排、空间规划和时间安排。

(1)人员分工:托育机构膳食工作需要全园所各岗位人员协调配合,也就是说每个人的工作中都有膳食工作的内容,但直接参与膳食工作的岗位人员主要有:保健医生、营养员、膳食管理员、炊事员、采购员、验收员、仓库保管员、面点师、勤杂工等。膳食管理工作中要分工明确,各负其责,但分工不分家才能协同完成膳食工作。例如,采购的菜品送到食堂后,验收员要负责逐一称量,验收菜品的质和量,并快速完成相关表格的填写和签字;在切配的环节,验收员又要参与粗加工;在分发的环节,验收员又要参与配餐工作。

(2)流程安排:托育机构膳食管理有七大环节:制订带量食谱——营养分析、计算采购及食堂分发量、采购各种原材料、原材料验收及烹饪、按量发放、班级进餐、餐食费核算。

(3)空间规划:空间规划主要是指托幼园所食堂各房间的规划与要求,在《学校食堂餐饮服务许可审查量化评分表》《学校食堂食品安全日常监督量化评分表》等文件中都有明确的要求。空间规划中最重要的原则是生进熟出,要按照这个原则规划、布置好食堂的房间,保证生熟不交叉,以保证餐点的卫生、安全。例如,幼儿园食堂必须有粗加工间、切配间、烹饪间、面点制作间、消毒间、备餐间、食品库房、更衣室等场所。

(4)时间安排:婴幼儿身体各个器官或组织尚未发育完善,各个生理系统的功能均不成熟,因此,婴幼儿需要科学合理的生活制度,并以标准的形式固定下来,促使托幼园所严格执行。根据婴幼儿的生理特点及托育机构一日生活内容安排三餐两点、三餐一点或两餐两点,做到两餐之间间隔不少于 3.5 小时,从而保障婴幼儿身心的健康。

3. 托育机构膳食管理的检查与调整

托育机构膳食管理的检查与调整是对膳食计划及实施过程的检查,并根据检查结果对膳食管理计划进行适当的调整,以利于膳食管理工作科学、有序地开展。检查工作一般包括对带量食谱的检查、食堂工作流程的检查、食堂卫生的检查、食堂安全操作的检查、食堂台账的检查、婴幼儿进餐情况的检查(表6-2-1)。

表6-2-1　XX市丰泽幼儿园食品安全检查记录表

检查项目　日期	个人卫生健康	食堂环境等	索证索票	食品加工	清洗消毒	食品储存	食品留样	其他	检查人

（续表）

检查项目 日期	个人卫生 健康	食堂 环境等	索证 索票	食品 加工	清洗 消毒	食品 储存	食品 留样	其他	检查人

视频

6-2-1:托幼
机构膳食管理
过程

4. 托育机构膳食管理的总结和评价

托育机构膳食管理的总结和评价是膳食管理的最后一个环节,起着检测工作过程、判断工作成效、反馈工作问题的作用,同时也为下一阶段膳食工作计划的制订提供依据,使膳食管理工作科学化、规范化。总结一般包括:阶段膳食工作任务的完成情况、膳食供应的质量、膳食工作人员的工作态度、膳食工作成效、存在的问题和不足、今后膳食工作的方向等。

二、托育机构管理的制度

(一) 膳食营养管理制度

托育机构膳食应种类丰富、搭配合理、营养均衡,才能保证儿童摄入足够的营养,满足其身心发展的需要。托育机构应规范营养食谱的制订,根据儿童的年龄特点和季节变化,依据膳食搭配原则,科学、合理地制订营养食谱,每周或每两周更换一次儿童食谱,保证儿童膳食营养全面、均衡和合理。同时,完善托幼机构就餐分餐管理制度,明确用餐时间及各岗位人员职责,保证规范用餐。

(二) 食品安全管理制度

托育机构食品安全管理师膳食管理工作的重点。托育机构食堂应当按照《中华人民共和国食品安全法》《食品安全法实施条例》《食品经营许可管理办法》等有关法律法规的要求取得食品经营许可证(图 6-2-1),建立健全各项食品安全管理制度。

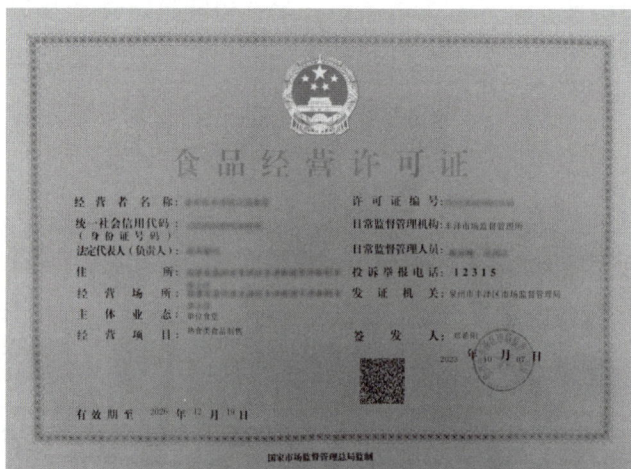

图 6-2-1 食品经营许可证图

具体来说,托育机构应建立食品安全管理组织,明确食品安全管理人员,加强食品原材料采购查验管理、食堂各间场所环境管理、设施设备运行维护管理、食物餐具清洗消毒管理、食物加工操作管理、从业人员健康管理,建立食品留样制度(图 6-2-2、图 6-2-3)和食品安全突发事件应急处理预案,避免危及或损害儿童健康的事件发生。

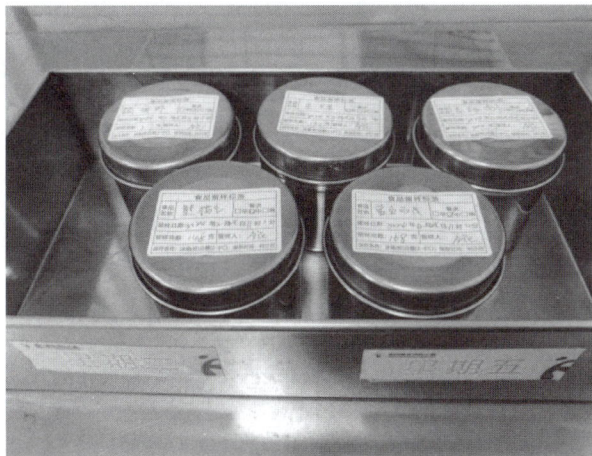

图6-2-2　当天留样

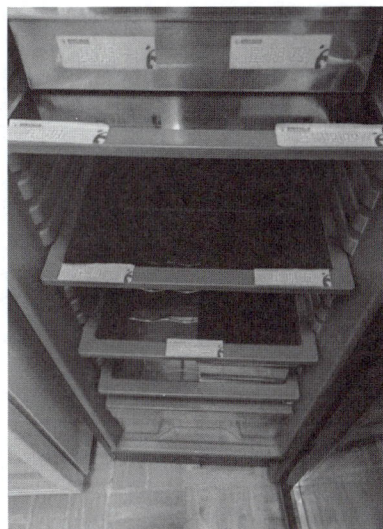

图6-2-3　冰箱留样

（三）食堂各间管理制度

托育机构食堂内部应根据需要合理规划,设置与食品供应方式和品种相应的粗加工、切配、烹饪、面点制作、餐饮用具存放、清洗消毒等的工作场所,以及食品库房、更衣室、清洁工具存放场所(图6-2-4～图6-2-11)。食堂各间都应有相应的操作使用制度并分别张贴到各间,要求工作人员严格执行。

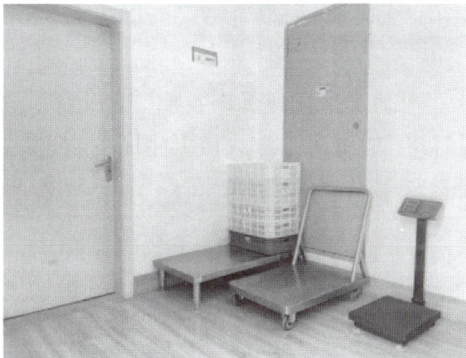

图6-2-4　验收区

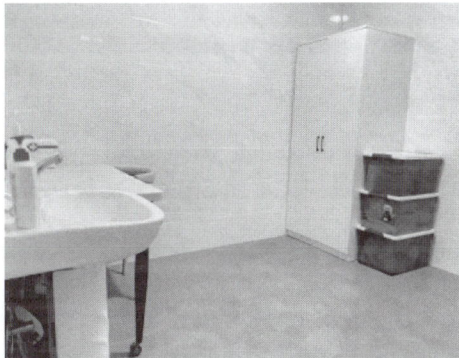

图6-2-5　更衣室

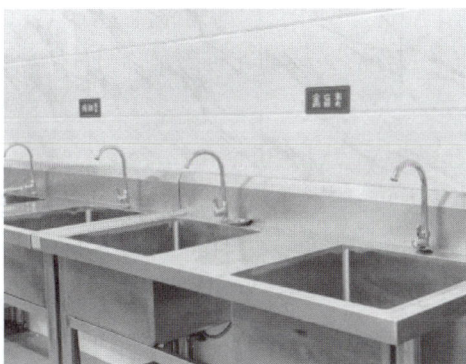

图6-2-6　粗加工间

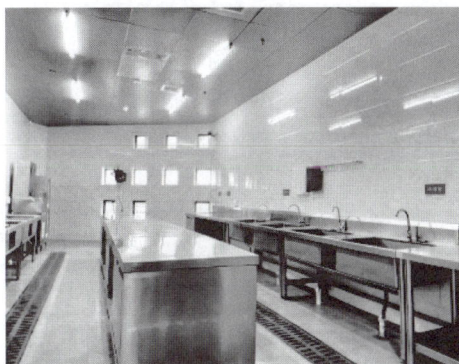

图6-2-7　细加工间

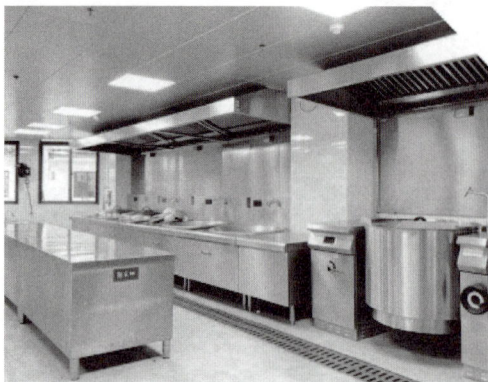

图 6-2-8　主煮间

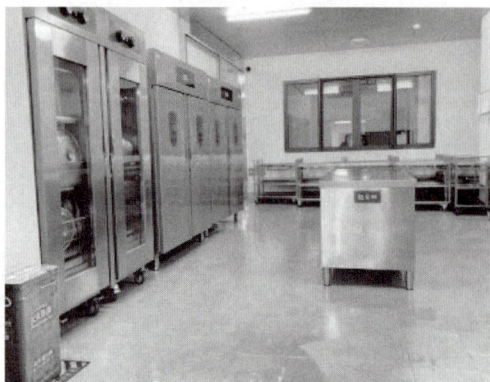

图 6-2-9　配餐间

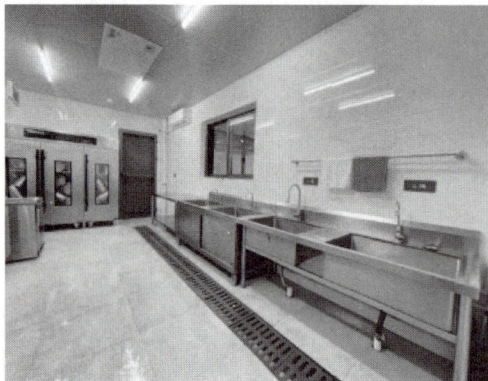

图 6-2-10　洗消间

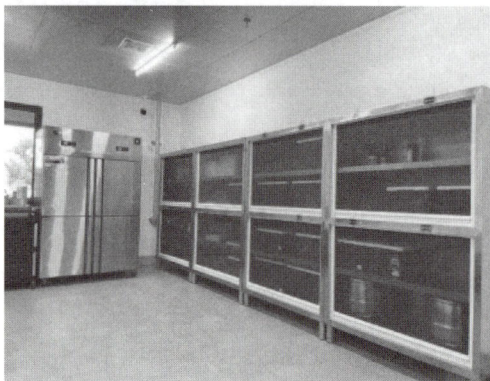

图 6-2-11　仓库

（四）膳食工作人员管理制度

托育应实行岗位责任制。托育机构膳食工作人员管理制度是托育机构各位膳食工作人员必须遵守的制度，规定各岗位人员的工作任务、工作目标和质量标准，如厨房工作人员卫生制度、食堂卫生检查责任制、食堂管理员岗位职责、食堂采购员岗位职责和食堂炊事员岗位职责等。

三、托育机构食品安全

除了考虑营养质量，托育机构在安排膳食营养时，还要确保食物符合安全原则，必须注重饮食卫生和进食安全。

（一）食物制作安全与卫生

托育机构需选择新鲜优质无污染的食材和清洁水制作膳食。制作食物前需先洗手，餐具、场所应保持清洁。食物应煮熟、煮透，制作好的食物应及时食用或妥善保存。婴幼儿进餐前需洗手，餐具和进餐环境需要清洁与安全。

（二）进食环境安全

婴幼儿进食时应有成人看护，进食时不随意走动，食物温度适宜，不食烫食。当幼儿开始尝试食物时，会因大块食物哽噎而导致意外。因此，鱼刺要清理干净，对于婴幼儿无法咬碎的整粒花生米、腰果等坚果，应当禁止食用。果冻等胶状食物也不适合 3 岁以下的婴幼儿食用。

（三）食用时的安全

食物安全最基本的做法是将食物煮熟。经过高温烧煮后，绝大多数的病原微生物菌可被杀灭。但煮熟后的食物仍有再次被污染的可能，因此准备好的食物应尽快食用。生吃的水果和蔬菜，必须用清洁水彻底洗净，而给予幼儿食用的水果和蔬菜应当去掉外皮及内核和籽，以保证食用时的安全。未吃完的食物、食品应丢弃，不吃剩饭。

视频

6-2-2：托幼机构膳食管理制度

育儿宝典

食育

　　食育,就是良好饮食习惯的培养教育。是从幼儿期起,给予食物、食品相关知识的教育,并将这种饮食教育,延伸到艺术想象力和人格培养上。在实践中,这种颇为有趣的"食育",很易被儿童所接受,故在家庭和幼儿教育机构中得以迅速推广。

任务思考

1. 简述托育机构膳食管理过程的含义。
2. 简述托育机构膳食管理的过程。
3. 简述托育机构膳食管理制度。

实训 实践

设计托育机构食谱

任务名称:为2岁~2.5岁幼儿设计托育机构食谱

任务要求:食谱符合2岁~2.5岁幼儿生长发育的要求,同时营养均衡(表6-2-2)。

任务目标:科学设计食谱。

表6-2-2 设计托育机构食谱

星期一			星期二			星期三			星期四			星期五		
午餐			午餐			午餐			午餐			午餐			
早点	午点	水果	早点	午点	水果	早点	午点	水果	早点	午点	水果	早点	午点	水果

赛证 链接

单选题

1. 保育师应该记录体弱儿的症状、食欲、进餐量等,以便在保健医生的指导下(　　)。

A. 制订膳食计划　　　　B. 进行锻炼　　　　C. 进行治疗　　　　D. 进食补品

（选自《保育师职业技能等级鉴定题库(三级)》）

在线练习

2. 厨房清洁用具和卫生间清洁用具应(　　)。

A. 采用不同的颜色进行区分　　　　B. 可以混用

C. 集中清洗分开使用　　　　D. 集中清洗集中使用

（选自《保育师职业技能等级鉴定题库(三级)》）

3. 预防室内摔伤头部的措施是(　　)。

A. 盥洗室地面有积水　　　　B. 扫帚放在活动室

C. 去掉桌椅的尖角　　　　D. 在室内打闹

（选自《保育师职业技能等级鉴定题库(四级)》）

4. 对初步使用筷子而动作不规范的幼儿,保育员应该(　　)。

A. 坚决制止　　　　B. 以鼓励为主　　　　C. 及时纠正　　　　D. 以批评为主

（选自《保育师职业技能等级鉴定题库(四级)》）

项目七　评估婴幼儿营养状况

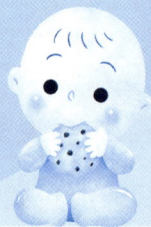

项目导读

在婴幼儿的成长过程中,营养是关键因素,它关乎身体发育、智力发展和免疫力提升。然而,现实中婴幼儿营养问题频发,营养性疾病时有出现,所以科学评估婴幼儿营养状况极为重要。

本项目围绕评估婴幼儿常见营养性疾病和掌握婴幼儿营养状况评估的方法展开,一方面,深入剖析营养性贫血、维生素 D 缺乏性佝偻病、蛋白质-能量营养不良、儿童肥胖症等疾病的发病原因、临床表现、预防措施及治疗要点,帮助大家全面了解并应对这些疾病;另一方面,详细介绍体格生长评价、膳食调查和实验室检查等评估方法,让大家能有效评估婴幼儿营养状况,及时发现问题并调整,增强保障婴幼儿健康的责任感,为婴幼儿的健康成长筑牢根基。

学习目标

1. **知识目标**:理解婴幼儿营养状况评估的方法,掌握婴幼儿常见营养性疾病的发病原因、临床表现、预防措施和治疗要点。

2. **能力目标**:学会为患营养性疾病的婴幼儿进行营养指导。

3. **素养目标**:懂得营养性疾病对婴幼儿生长发育的危害性,提高保障婴幼儿生命健康的责任感。

知识导图

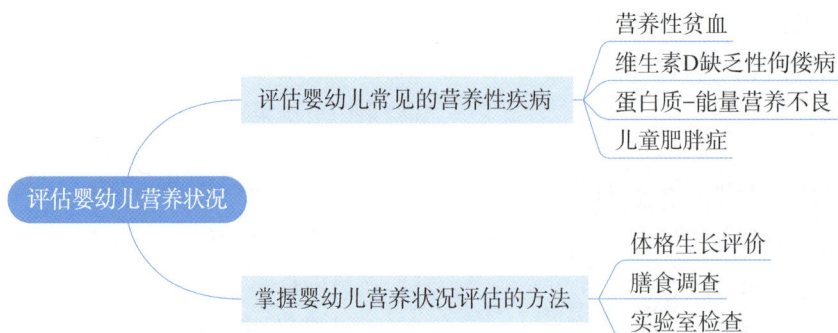

任务一 评估婴幼儿常见的营养性疾病

案例导入

贝贝,孕 36 周分娩,母亲在孕期曾检查出贫血。贝贝 7 月龄开始添加辅食,已添加自制米糊、土豆泥、地瓜泥等食物。贝贝在 8 月龄体检的时候检查出中度贫血,医生开了铁剂。贝贝妈妈询问营养师,能否不吃药物通过食物补充铁,你怎么看? 贝贝为什么会贫血?

营养性疾病是指因体内各种营养素过多或过少,或不平衡引起机体营养过剩或营养缺乏以及营养代谢异常而引起的一类疾病。联合国儿童基金会(UNICEF)在《2019 年世界儿童状况》中指出,在全球范围内,至少三分之一 5 岁以下儿童中有出现生长迟缓、消瘦或超重等症状,有至少半数的儿童因维生素和其他必需营养素的摄入不足而遭受隐性饥饿的困扰,超重和肥胖不断增加,数百万儿童的健康成长受到制约。婴幼儿常见营养性疾病包括营养性贫血、维生素 D 缺乏性佝偻病、蛋白质-能量营养不良、儿童肥胖症等。

一、营养性贫血

血液中红细胞成分贫乏,红细胞计数在 $4.0 \times 10^{12}/L$ 以下,或血红蛋白浓度在 120 g/L 以下(6 岁以下小儿为 110 g/L)称为贫血。营养物质中铁元素、维生素 B_{12} 和叶酸缺乏而导致的贫血,称为营养性贫血。根据缺乏的营养素不同,营养性贫血可分为缺铁性贫血和巨幼红细胞性贫血。

(一) 缺铁性贫血

缺铁性贫血主要是缺乏造血源铁元素造成的,因血液检查显示红细胞体积比正常小,故又称小细胞性贫血。

1. 发病原因

(1)铁元素摄入不足:铁元素摄入不足是儿童易发生铁元素缺乏或缺铁性贫血的主要原因。胎儿从母体获得铁元素,足月新生儿体内的铁元素储存能满足出生后 4~6 个月的生理需要,而早产儿、双胎或多胎、胎儿宫内出血等因素可导致新生儿出生时体内铁元素储存不足。婴儿出生 4~6 个月后体内储存的铁元素基本耗竭,必须从母乳以外的其他食物中获得足够的铁元素。因此,如母乳喂养婴儿未及时添加含铁元素丰富的食物,容易出现铁元素缺乏或缺铁性贫血。

(2)膳食铁的生物利用率低:植物性食物中的铁元素为非血红素铁,动物性食物中的铁元素为血红素铁。相比血红素铁,非血红素铁的生物利用率受多种膳食因素(如草酸、植酸、膳食纤维等)的影响,当维生素 C 等促进非血红素铁吸收的营养素摄入不足时,则进一步抑制非血红素铁的吸收。

(3)机体需要量增加:处在生长发育期的儿童,随着体重增加,血容量及组织铁量均相对增加,生长发育越快,铁元素的需求也越大。足月儿第一年内需增加铁量 200 mg;早产/低出生体重儿,由于储存铁元素较少,生长发育又较快,需增加的铁量较足月儿更高,为 280~350 mg。因此,如果不能及时从膳食中摄取,则容易导致缺铁。

(4)异常丢失:儿童慢性腹泻、消化性溃疡、血管瘤等慢性出血和外伤等急性出血,可导致缺铁和缺铁性贫血。

2. 临床表现

儿童铁元素缺乏和缺铁性贫血可发生在任何年龄,多见于 6 月龄至 3 岁阶段。大多起病缓慢、隐匿,可无任何特异的临床表现,中重度缺铁性贫血则有一系列贫血的临床表现,且与铁元素缺乏的程度和铁元素缺乏发生的速度有关。临床主要表现为皮肤苍白、生长发育不良、易感染、易疲乏等。

(1)一般表现:皮肤黏膜逐渐苍白,以唇、口腔黏膜、甲床和手掌最为明显。

(2) 生长发育异常:包括身体发育和智力发育异常。严重缺铁性贫血对婴幼儿生长有不良影响,常伴有其他营养素缺乏。缺铁元素的患儿近、远期神经功能和心理行为可出现障碍。

(3) 造血系统表现:贫血可引起骨髓外造血增加,长期重度缺铁性贫血患儿的肝、脾、淋巴结增大,一般不超过中度肿大。患儿年龄越小,病程越长,程度越重。重度缺铁性贫血患儿可出现心率增快、气急、心脏扩大,伴有收缩期杂音,如同时合并呼吸道感染时,易发生心力衰竭。

(4) 免疫系统表现:表现为T淋巴细胞数目减少,体外淋巴细胞对植物血凝素等刺激反应能力降低,中性粒细胞杀菌功能受影响,过氧化物酶活性降低,吞噬功能有缺陷。缺铁导致机体免疫功能和抗感染能力下降,易发生感染。

(5) 神经系统表现:约三分之一患儿出现神经痛、末梢神经炎,严重者可出现颅内压增高、视神经乳头水肿。在轻度至中度缺铁性贫血时(血红蛋白 $60\sim100\,g/L$),患儿可能有烦躁异食癖等异常表现;当血红蛋白 $<50\,g/L$ 时,患儿烦躁和厌食的表现更为突出。

3. 预防措施

由于铁元素缺乏和缺铁性贫血不仅会影响儿童健康及生长发育,而且由部分铁元素缺乏所造成的损害不能通过后期补充来逆转,所以应重点预防铁元素缺乏和缺铁性贫血。改善饮食以增加铁元素的摄入是最主要的预防措施。

(1) 改善妊娠期营养:妊娠期妇女膳食应供给足量的铁元素,妊娠期间应注意缺铁性贫血的筛查,当出现缺铁性贫血时应及时补充铁剂治疗。妊娠期妇女铁元素缺乏容易引起早产和低出生体重儿,而早产和低出生体重是婴儿铁元素缺乏和缺铁性贫血的高危因素。

(2) 提倡母乳喂养和合理喂养:母乳可显著减少婴儿感染、过敏等风险,减少铁元素的丢失,有利于维持铁元素平衡。母乳不足时,应采用强化铁元素的婴儿配方奶喂养。婴儿满6月龄起,应添加富铁的辅食,如肝脏、动物血、牛肉、瘦肉等。鱼类、蛋类含铁总量及血红素铁均明显低于肉类,但优于植物性食物;新鲜绿叶蔬菜富含维生素C,能促进铁元素的吸收。注意食物的均衡和营养,纠正厌食和偏食等不良习惯。

(3) 预防性铁剂补充

① 孕妇:为预防缺铁性贫血,每日补充 $5\sim60\,mg$ 微量元素铁、$400\,\mu g$ 叶酸,持续整个孕期;也可每周1次,补充 $120\,mg$ 微量元素铁、$2\,800\,\mu g$ 叶酸,整个孕期间断性补充。必要时可延续至产后。

② 早产儿:提倡母乳喂养。纯母乳喂养者应从 $2\sim4$ 周龄开始补充微量元素铁 $1\sim2\,mg/(kg\cdot d)$,直至1周岁;配方奶喂养者补充微量元素铁 $1\,mg/(kg\cdot d)$;采用铁强化配方乳喂养婴儿时一般无须额外补充铁元素。

③ 足月儿:出生时婴幼儿体内一般有足够的铁元素储存,可以维持出生后前 $4\sim6$ 个月的铁元素平衡。目前提倡婴儿出生后纯母乳喂养至6个月,自4个月起预防性补充铁剂 $1\,mg/kg$,至婴儿可摄入含铁元素丰富的食物。未采用母乳喂养、混合部分母乳喂养的婴儿,可采用铁强化配方乳,并及时添加富含铁元素的食物。

(4) 定期健康检查:结合血红蛋白检测和对铁元素缺乏高危因素的评估可早期发现铁元素缺乏及缺铁性贫血。我国建议早产儿和低出生体重儿可在 $3\sim6$ 个月时、足月儿在 $6\sim9$ 个月时进行血红蛋白检查,具有铁元素缺乏高危因素的婴幼儿(早产儿、低出生体重儿、未合理添加辅食、人工喂养婴儿等)应每年检查血红蛋白。

4. 治疗要点

补充铁剂,同时去除铁元素缺乏的高危因素并增加铁元素的摄入和吸收,主要针对缺铁性贫血患儿。

(1) 一般治疗:增加膳食中铁元素的含量及提高生物利用率,如增加肉类等含铁元素丰富的动物性食物,增加富含维生素C的新鲜蔬菜的摄入,以提高非血红素铁的生物利用率。对重症缺铁性贫血患儿应加强护理,预防及治疗各种感染。

(2) 病因治疗:缺铁性贫血只能在去除病因的基础上才能得到彻底治疗。须明确和治疗各种引起铁元素缺乏的原发疾病,尤其是各种隐性或显性失血性疾病,如消化道溃疡、炎症性肠病、牛奶蛋白或其他食物过敏等。

(3)补充铁剂

① 口服铁剂:应采用口服亚铁制剂补充铁元素,常用的口服铁剂有富马酸亚铁、葡萄糖酸亚铁、硫酸亚铁等。补充铁剂期间患儿大便可发黑。餐间服用铁剂可增加铁元素的吸收率,但易引起恶心、呕吐等胃肠道不适;餐后服用则可减少胃肠道反应。由于贫血患儿对足量铁剂补充后的治疗反应也是临床重要的确诊缺铁性贫血的方法,建议足量补充铁剂,并在4周后复查血常规。大多数患儿能耐受铁补充剂的胃肠道不良反应,但当不良反应严重时,可更换不同剂型的铁剂,或将剂量减半。贫血纠正后仍需继续服用铁剂1~2个月,以补足体内的铁元素储存。

② 注射铁剂:存在严重消化道疾病会明显影响铁元素吸收,或口服铁剂胃肠道反应极其严重时考虑注射铁剂常用左旋糖苷铁,应准确计算用量。

知识链接

贫血的判断标准

轻度贫血:血红蛋白6个月~6岁$<90~110$ g/L,6岁以上$<90~120$ g/L;红细胞$<(3~4)\times10^{12}$/L

中度贫血:血红蛋白$<60~90$ g/L,红细胞$<(2~3)\times10^{12}$/L

重度贫血:血红蛋白$<30~60$ g/L,红细胞$<(1~2)\times10^{12}$/L

极重度贫血:血红蛋白<30 g/L,红细胞$<1\times10^{12}$/L

(二)巨幼红细胞性贫血

巨幼红细胞性贫血是由于维生素B_{12}或(和)叶酸缺乏所致的一种大细胞性贫血。缺乏叶酸和维生素B_{12}可引起红细胞在成熟过程中DNA的合成发生障碍,因而产生巨幼红细胞性贫血。其主要临床特点是贫血、神经精神症状、红细胞的胞体变大、骨髓中出现巨幼细胞,用维生素B_{12},或(和)叶酸治疗有效。本病以6个月至2岁多见,起病缓慢。

1. 发病原因

(1)摄入量不足:为主要发病原因。母乳中维生素B_{12}含量较低,当哺乳的母亲由于各种原因在膳食中缺乏动物性食物时,其乳汁中维生素B_{12}的含量更低;牛奶及奶制品加热后叶酸破坏较多,羊乳中叶酸含量很低;婴幼儿饮食中缺乏肉类、动物肝、肾、蔬菜等可致维生素B_{12}和叶酸缺乏。因此,单纯母乳喂养而未及时添加辅食的婴儿、人工喂养不当、严重偏食的婴幼儿等,均可因叶酸和维生素B_{12}缺乏导致巨幼红细胞性贫血。

(2)需要量增加:婴儿生长发育较快,对叶酸与维生素B_{12}的需要量也相应增加;严重感染者由于维生素B_{12}的消耗量增加,从而需要量也增加。

(3)吸收和运输障碍:食物中的维生素B_{12}必须与胃底部壁细胞分泌的糖蛋白结合成复合物才能由末端回肠黏膜吸收,进入血液循环后再与转钴蛋白结合运送到肝脏,这一过程中运输如果受到阻碍则影响维生素B_{12}的吸收。慢性腹泻会影响叶酸吸收,先天性叶酸代谢障碍,如小肠吸收叶酸缺陷、叶酸转运功能障碍等也可致叶酸缺乏。

2. 临床表现

一般多呈虚胖或颜面轻度浮肿,毛发纤细、稀疏、黄色,严重者皮肤有出血点或瘀斑。贫血表现为皮肤常呈现蜡黄色,睑结膜、口唇、指甲等部位苍白,偶伴有轻度黄疸,疲乏无力,常伴有肝、脾肿大,可出现烦躁不安、易怒等症状。维生素B_{12}缺乏者表现为表情呆滞、目光发呆、对周围反应迟钝、嗜睡、不认亲人、少哭不笑、智力动作发育落后甚至退步。叶酸缺乏不会发生神经系统症状,但可能导致神经异常。而消化系统症状常较早出现,如厌食、恶心、呕吐、腹泻和舌炎等。

3. 预防措施

合理喂养,妊娠后期应补充叶酸,每次 5 mg,每日 2 次。提倡母乳喂养,改善哺乳期乳母的营养,多食用富含叶酸及维生素 B$_{12}$ 的食物,不提倡纯素食模式。婴儿应及时添加辅食,注意饮食均衡,改变不良饮食习惯,多食新鲜蔬菜、水果、瓜豆类、肉类、动物肝脏及肾脏等食物。预防感染,预防肠道感染,及时治疗肠道疾病,减少不利于叶酸与维生素 B$_{12}$ 吸收的因素。

4. 治疗要点

一般治疗应注意营养和休息,及时添加辅食,加强护理,防止感染;还要对引起维生素 B$_{12}$ 和叶酸缺乏的原因予以去除。有精神神经症状者以维生素 B$_{12}$ 治疗为主;叶酸治疗一般口服剂量为每次 5 mg,每日 3 次,同时口服维生素 C 有利于叶酸吸收。

视频

7-1-1:常见
营养缺乏症

二、维生素 D 缺乏性佝偻病

维生素 D 缺乏性佝偻病是维生素 D 严重缺乏,导致人体钙、磷代谢异常,骨骼矿化不全而造成的以骨骼病变为特征的全身慢性营养性疾病,对处于快速生长期的婴幼儿的危害更加明显。维生素 D 缺乏性佝偻病的高发期是 3～18 月龄。

维生素 D 是人体必需的脂溶性维生素,参与维持细胞内外的钙浓度以及钙磷代谢的调节,参与心脏、肌肉、大脑、造血和免疫器官等细胞代谢或分化的调节。佝偻病是最早被认识的一种维生素 D 缺乏病,既是一种营养缺乏性疾病,又是一种代谢性疾病。婴幼儿,特别是 6 月龄以内的婴儿,生长快、户外活动少,是发生维生素 D 缺乏性佝偻病的高危人群。

我国儿童佝偻病发病地区广泛,患病率高,尤其是 1 岁以内的婴儿。维生素 D 缺乏性佝偻病的流行与地域和季节有关,北方患病率高于南方,冬春患病率高于夏秋。在 20 世纪,北欧地区和美国的佝偻病发病率很高,后来作为公共卫生问题给婴幼儿常规补充维生素 D 使其发病率明显下降,但目前在发展中国家仍是个重要问题。随着我国对婴幼儿佝偻病防治工作的加强,临床上维生素 D 缺乏性佝偻病已不多见。

(一) 发病原因

1. 围产期维生素 D 不足

母亲妊娠期,特别是妊娠后期维生素 D 营养不足,如长期在室内工作、生活,严重营养不良,患肝肾疾病、慢性腹泻,以及早产、双胎均可使婴儿体内贮存不足。

2. 接触日光不足

由于日光中的紫外线不能透过一般的玻璃窗,而婴幼儿被长期过多地留在室内活动,使内源性维生素 D 生成不足。城市中的高楼建筑可阻挡日光照射,大气污染如烟雾、尘埃可吸收部分紫外线;气候的影响,如冬季日照时间短、紫外线较弱,或户外活动时过度的阳光隔绝,如衣物覆盖及高指数防晒霜的使用,也会影响部分内源性维生素 D 的生成。

3. 摄入不足

因天然食物中含维生素 D 少,婴儿所依赖的母乳中维生素 D 的含量也仅为 20～40 IU/L,婴儿出生后未及时补充维生素 D 制剂者易患佝偻病。

4. 需要增加

婴儿早期生长速度较快,尤其是早产及双胎婴儿,骨骼生长迅速,对钙、磷和维生素 D 的需求量大,然而体内贮存的维生素 D 不足,易发生佝偻病。

5. 疾病影响

胃肠道或肝胆疾病会影响维生素 D 的吸收,如婴儿肝炎综合征、慢性腹泻等;肝、肾严重损害可致维生素 D 羟化障碍,1,25 - (OH)$_2$D$_3$(维生素 D 在体内的活性形式)生成不足而引起佝偻病。长期服用抗惊厥、抗癫痫药物,如苯妥英钠、苯巴比妥,可使维生素 D 加速分解为无活性的代谢产物,导致婴儿体内维生素 D 不足。

6. 遗传因素

随着基因测序技术的发展,20世纪90年代国内外研究人员对维生素D受体(vitamin D receptor, VDR)基因多态性进行了深入研究,发现VDR基因多态性与维生素D缺乏性佝偻病易感性密切相关。

(二)临床表现

维生素D缺乏性佝偻病初期多见于6月龄以内,特别是3月龄以内的小婴儿,主要表现为神经兴奋性增高,如易激惹、烦躁、多汗、摇头、枕秃等,但这些表现并非佝偻病的特异症状,仅作为临床早期诊断的参考依据。

佝偻病的骨骼改变常在维生素D缺乏数月出现,围产期维生素D不足的婴儿佝偻病出现较早。随着发病年龄的不同,临床表现不同(表7-1-1),主要表现为生长最快部位的骨骼改变,并可影响肌肉发育及神经兴奋性的改变。

表7-1-1 维生素D缺乏性佝偻病活动期骨骼畸形与好发年龄

部位	名称	好发年龄
头部	颅骨软化	3～6月
	方颅	7～8月
	前囟增大或闭合延迟	迟于1.5岁
	出牙延迟	满13月龄尚未萌牙,2.5岁仍未出齐
胸部	肋骨串珠	6～12月
	肋膈沟	1岁左右
	鸡胸、漏斗胸	1岁左右
四肢	手镯、足镯	>6个月
	O型腿或X型腿	>1岁
脊柱	后突或侧弯	学坐后
骨盆	扁平	—

(三)预防措施

1. 胎儿期预防

孕妇应经常到户外活动,多晒太阳。饮食应含有丰富的维生素D、钙、磷和蛋白质等营养物质。防治妊娠并发症,对患有低钙血症或骨软化症的孕妇应积极治疗。可于妊娠后3个月补充维生素D 800～1000 IU/d,同时服用钙剂。如有条件,孕妇应监测血清25-(OH)D水平[血清25-(OH)D水平是反映人体维生素D营养状况的良好指标],如果存在维生素D缺乏,应给予补充维生素D治疗。

2. 婴幼儿期预防

由于维生素D的膳食来源较少,婴幼儿普遍存在维生素D缺乏的现象。婴儿期以补充剂为主,幼儿期和学龄前期可结合户外活动来补充维生素D。

(1)户外活动:多晒太阳是预防维生素D缺乏及维生素D缺乏性佝偻病的简便而有效措施。户外活动应考虑到不同季节、不同气候、不同地区的特点进行,接受阳光的皮肤面积逐渐增加,如面部(避免阳光直接晒到眼睛)、手臂、腿、臀部等;晒太阳的时间逐渐增多,平均户外活动应在1～2 h/d。6个月以内小婴儿不要直接阳光照射,以免皮肤损伤。

(2)补充维生素D:婴儿出生数天起,每天补充维生素D 400 IU。有维生素D缺乏高危因素的婴儿,如早产、生长快速、长期腹泻等,应根据情况增加维生素D的补充。

婴幼儿科学营养与喂养

（四）治疗要点

1. 补充维生素D制剂

对于处于激期的维生素D缺乏性佝偻病，建议采用快速大剂量维生素D治疗。除采用维生素D治疗外，还应注意加强营养，及时添加辅食，坚持每日户外活动。治疗3个月后如果不好转者，应查找原因，切不可过多补充维生素D，以防中毒。

2. 补充钙剂

维生素D缺乏性佝偻病在补充维生素D的同时，给予适量钙剂，将帮助改善症状、促进骨骼发育。同时调整膳食结构，增加膳食来源中钙元素的摄入。

3. 补充微量营养素

维生素D缺乏性佝偻病多伴有锌、铁元素含量降低，及时适量地补充微量元素，有利于骨骼健康成长，也是防治维生素D缺乏性佝偻病的重要措施。

4. 外科手术

严重的骨骼畸形可采取外科手术矫正畸形。

三、蛋白质-能量营养不良

蛋白质-能量营养不良是一种由于蛋白质和（或）能量摄入不足引起的营养缺乏病，是全球5岁以下儿童死亡的重要原因。

蛋白质-能量营养不良的临床表现因个体差异、严重程度、发病时间等因素而不同。临床症状包括体重不增加和减轻，皮下脂肪减少和消失，以及全身各器官系统不同程度的功能紊乱。

（一）发病原因

蛋白质能量营养不良主要是各种原因导致的食物摄入量长期不能满足身体生长发育和代谢的需要，由于食物因素引起的为原发性蛋白质-能量营养不良，由于某些疾病因素造成的食物摄入、消化或利用困难引起的为继发性蛋白质-能量营养不良。

1. 食物因素

原发性蛋白质-能量营养不良是食物中蛋白质和能量摄入量长期不能满足机体生理需要和生长发育所致。经济落后、自然灾害、社会动乱是造成食物短缺的重要因素。我国近年来经济水平不断提升，因食物匮乏导致的营养不良儿童已显著减少。目前，喂养不当成为原发性营养不良的最主要原因，如婴儿期母乳喂养不当、幼儿期辅食添加不当（如米粉、稀粥、面汤等低能量、低蛋白食物摄入过多），也有部分家庭有特殊的健康和营养观念（限制饮食），从而造成婴幼儿营养摄入不足。

2. 疾病因素

疾病影响儿童对食物和营养素的摄入与吸收，进而发生继发性蛋白质-能量营养不良。主要原因是能量以及蛋白质等营养素的摄入不足，部分为营养吸收不良或能量需求增加（代谢增加），或者各种原因兼而有之。例如，消化功能异常引起消化吸收障碍；长期发热，各种急、慢性传染病以及慢性消耗性疾病均可致代谢增加、食物摄入减少及消化吸收障碍。早产、多胎、宫内营养不良等先天不足，也可引起出生后营养不良。

（二）临床表现

1. 水肿型

水肿型患儿体重为标准体重的60%～80%，主要表现为水肿、皮肤改变、头发改变、黏膜损伤、腹泻、表情冷漠等。水肿情况主要取决于蛋白质的缺乏程度，凹陷性水肿常见于腹部、腿部、面部，甚至遍布全身，最明显的是下肢。皮肤可有色素沉着、红斑、过度角化和鳞样改变或剥落，可累及机体任何部位。水肿型患儿头发细软、稀少、易脱落、变脆，颜色的改变可反映1～3月龄婴儿的营养状况。患儿还可出现黏膜损伤，如口角炎、肛门周围溃疡。此外，还存在一定程度的贫血、水样便（或大量稀便）、低血糖等症状。与消瘦型患儿不同，水肿型患儿还保留部分体脂，体重减轻不明显，但其生长仍处于停滞

视频

7-1-2:常见维生素缺乏症

086

状态。

2. 消瘦型

消瘦型患儿体重降低,常低于同龄儿的 60%,如果病程较长,身高也会低于相应的标准身高,严重患儿似"皮包骨""小老头"。主要表现为生长发育迟缓、消瘦无力和贫血,患儿抵抗力下降,容易感染其他疾病而死亡,无水肿表现。此外,患儿皮下脂肪减少,甚至消失,肌肉萎缩、无力,皮肤黏膜干燥、萎缩,神情冷漠或烦躁易怒。多数患儿感到饥饿,也有患儿食欲不振。常伴腹泻症状,多为水泻或稀便,量多。如伴胃肠道感染,腹泻症状加重。

3. 混合型

以上两种情况并存即为混合型蛋白质-能量营养不良,被认为是营养不良中最严重的一种。患儿体重低于标准体重的 60%,存在水肿情况。

蛋白质-能量营养不良的患儿根据临床症状和体征可分为轻度、中度和重度,具体见表 7-1-2。

表 7-1-2 营养不良者的临床分级

分度	体重低于正常的百分比	皮下脂肪及肌肉情况	精神状态
Ⅰ度(轻度)	<5%	腹部、躯干大腿内侧脂肪层变薄,肌肉不结实,面色无华	同正常小儿或较差
Ⅱ度(中度)	25%~40%	腹部、躯干脂肪层完全消失,四肢、面颊脂肪轻度消失,皮肤出现苍白干燥、肌肉松弛、胸背瘦削	抑郁不安,活跃性减弱,食欲减退,易患腹泻
Ⅲ度(重度)	40%~50%	全身皮下脂肪层完全消失,面颊脂肪亦消失,皮肤皱褶、干枯,无光泽或水肿发亮,肌肉显著消瘦(皮包骨)、失去弹性,呈老人相	不安,好哭,晚期高度抑郁,拒食,反应差,感染时体温不升或稍微升高

(三) 预防措施

1. 合理营养

大力提倡母乳喂养,对母乳不足或不宜母乳喂养者应及时给予指导;从满 6 月龄起引入足量、安全的辅食;增加食物多样性以获得多种微量营养素;对营养缺乏高危地区的孕妇(铁、叶酸等)及婴幼儿(维生素 A、铁、锌等)进行营养强化补充;纠正偏食、挑食、吃零食的不良习惯。

2. 推广应用生长发育监测图

定期测量体重,并将体重值标在生长发育监测图上。如果发现体重增长缓慢或不增长,应尽快查明原因,及时予以纠正。

(四) 治疗要点

对某一地区群体儿童出现的营养不良,需要进行营养教育和宣传,但仍需要在地区经济发展的基础上才能得到真正的改善。对于个体的营养不良应在鉴别及治疗原发疾病的基础上给予积极的营养支持,从而使营养不良儿童的生长恢复正常。

1. 治疗原发疾病

积极治疗原发疾病是治疗营养不良的基础,须及早纠正先天畸形、控制感染性疾病、根治各种消耗性疾病等。

2. 补充蛋白质和能量

对于 6 月龄以下的婴儿,鼓励母乳喂养,可在医生指导下使用母乳强化剂增加能量和蛋白质等营养素的供给;对非母乳喂养的 6 月龄以下婴儿,可根据营养需求选择合适的高能量特殊婴儿配方奶喂养;满 6 月龄的婴儿在母乳喂养或高能量特殊婴儿配方奶喂养的同时,须注意辅食的科学添加。应根据婴儿的耐受程度选择食物,逐步增加。在米或面食中,加入高蛋白食物,如鱼肉、鸡蛋、碎肉和豆腐。除了补充能量和蛋白质外,还应注意维生素和矿物质的补充。

四、儿童肥胖症

儿童肥胖症是指儿童体内脂肪积聚过多,体重超过按身高计算的平均标准体重 20%,或者超过按年龄计算的平均标准体重加上两个标准差。

(一) 发病原因

1. 多食

人工喂养的婴儿容易喂哺过量,因此人工喂养的胖娃会远比母乳喂养的多见。喂牛奶时要加糖,糖加得多了就会引起婴儿口渴,而婴儿只会啼哭,家长常常误把婴儿口渴当饥饿,导致摄入食量过多。此外,幼儿园的幼儿在节假日时巧克力等零食不断,每日摄入的热量已超过身体消耗量。有的家长自己偏爱甜食或多脂肪的食物,就按自己的口味给幼儿提供食品,导致摄入过量热量。

2. 缺乏适宜运动

由于运动时心肺负荷过重,绝大多数肥胖儿都不喜欢运动,造成剩余脂肪不能消耗而大量堆积,致使肥胖加重,而运动负荷更大,更不喜欢运动,形成恶性循环。

3. 遗传因素

双亲均为肥胖者,子女中有 70%~80% 的概率表现为肥胖,双亲之一(特别是母亲)为肥胖者,子女中有 40% 的概率较胖。人群的种族、性别、年龄差别对致肥胖因子的易感性也不同。

4. 心理因素

精神受到创伤或心理异常的幼儿可能有异常的食欲,会导致肥胖症。

5. 内分泌功能紊乱

这是中枢神经系统疾病或原因不明的综合征,其特点为脂肪分布不均匀并伴有其他方面的病变。

(二) 临床表现

肥胖可发生于任何年龄,但最常见于婴儿期、5~6 岁和青春期。患儿食欲旺盛且喜吃甜食和高脂肪食物,明显肥胖的儿童常有疲劳感,活动时气短腿痛。严重肥胖的儿童由于脂肪过度堆积,限制了胸廓和膈肌运动,使肺通气量不足、呼吸浅快,故肺泡换气量减少,造成低氧血症、气急、发绀、红细胞增多、心脏扩大或出现充血性心力衰竭,甚至死亡,称为肥胖-换氧不良综合征。

体格检查可见患儿皮下脂肪丰满,分布均匀,腹部膨隆下垂,严重肥胖者可因局部皮下脂肪过多,使胸腹、臀部及大腿皮肤出现皮纹;体重过重导致双下肢负荷过重,可能引发膝外翻和扁平足。肥胖儿童性发育常常比较早,最终身高常远低于正常儿童,由于担心被嘲笑而不愿与人交往,故常有心理障碍,如自卑、胆怯、孤独等。

(三) 预防措施

孕妇在妊娠后期要适当减少摄入脂肪类食物,防止胎儿体重增加过多。注意儿童膳食营养,坚持适量运动,注意儿童心理健康。在脂肪数量增多的 3 个时期尤其应注意儿童均衡膳食,控制摄入总量,避免脂肪细胞数目增多性肥胖的发生。同时,应积极宣传肥胖儿不是健康儿的观点,使家长摒弃"越胖越健康"的陈旧观念。父母双方有肥胖者,应定期监测小儿体重,以免小儿发生肥胖症。

(四) 治疗要点

儿童肥胖症的治疗原则是减少产热能性食物的摄入和增加机体对热能的消耗,使体脂减少并接近其理想状态,同时又不影响儿童身体健康及生长发育。饮食干预和运动干预是两项最主要的措施。

1. 饮食干预

饮食干预的目标是在保证各种营养素满足儿童生长发育的前提下,构建合理的膳食结构,防止能量、脂肪及其他营养素的过量摄入。同时,改掉不良的饮食习惯,重塑健康的生活方式。

(1) 合理控制饮食:由于儿童正处于生长发育阶段以及肥胖治疗的长期性,开始应以体重不增加为目标,不能追求体重的迅速下降,之后再根据体质情况逐渐减少能量的摄入。多推荐以低脂肪、低糖、高蛋白、高维生素和矿物质、适量纤维素为膳食的基本原则。保持食物的多样化,注意荤素、粗细搭配,保证谷薯类、大豆类、鱼虾、畜禽肉、蔬果和蛋奶类食物的摄入。建议超重或肥胖婴幼儿少食用糕点、糖果、冰激凌、膨化食品、西式快餐、肥肉、黄油、油炸食品以及各种含糖饮料等。

（2）养成良好的饮食习惯：良好的饮食习惯对控制肥胖具有重要作用，应帮助儿童建立健康的生活方式，制订减重计划。鼓励儿童定时、定量吃饭，少吃或不吃零食，父母、兄弟姐妹及同伴建立和谐的餐桌氛围，避免边看电视边吃饭及用食物对儿童进行奖励，养成良好的进餐习惯。同时，提倡细嚼慢咽，不要进食过快。

2. 运动干预

适当的运动可消耗多余能量，促进肌肉发育。可鼓励肥胖儿童多运动，基于其生长发育特点，制订科学、定量的锻炼计划，包括运动项目、运动时间以及注意事项等。运动要循序渐进，避免操之过急。若运动后疲惫不堪、心慌气促以及食欲大增，均提示活动量过大。而肥胖儿童常因动作笨拙和活动后易疲劳而不愿锻炼，可鼓励和选择其喜欢且易于坚持的运动，如晨间散步、做操等，每天坚持至少运动 30 分钟，运动量以运动后轻松愉快、不感到疲劳为原则。尤其注意饭后不要立即坐下来看电视，提倡饭后做家务和散步。

3. 心理干预

减重不是个人的行为，家长要营造良好的家庭环境，并且给予儿童信心和支持，帮助肥胖儿童坚持控制饮食及加强运动锻炼。心理行为障碍常使肥胖儿童孤僻、自卑，不愿参与社交或失去社交机会，两者的恶性循环使患儿社会适应能力降低。应经常鼓励肥胖儿童多参加集体活动，帮助其建立健康的生活方式。

4. 医学干预

因内分泌异常等疾病所致的肥胖症，应该针对病因进行治疗。

育儿宝典

枕秃是不是缺钙？

枕秃是十分常见的现象，很多人认为枕秃是由缺钙引起的，是宝宝缺钙的表现，因而不断给宝宝补钙，但效果并不理想，宝宝的枕秃依然存在。其实，枕秃与缺钙之间并无必然联系。

出现枕秃最主要的原因就是摩擦，是因为局部反复摩擦而使头发脱落。那么为什么宝宝会出现枕秃呢？

因为小宝宝躺着的时间多，大部分时间都是躺在床上，或被家人抱着。小脑袋不是与枕头、床单接触，就是与衣服或臂弯的皮肤接触。其次，由于宝宝生长发育快，新陈代谢旺盛，而控制出汗的交感、副交感神经系统发育不完善，大多数宝宝都容易出汗，尤其在入睡前、刚睡醒、吃奶时，常常满头大汗。由于受到汗水的刺激，再加上摩擦，容易引起局部头发的脱落。

枕秃只是暂时现象，与宝宝的健康状况几乎没有相关性，随着宝宝逐渐长大，2 岁以上的宝宝就很少见枕秃了。

任务思考

1. 简述缺铁性贫血的发病原因及预防措施。
2. 简述维生素 D 缺乏性佝偻病的症状及防治措施。
3. 简述蛋白质-能量营养不良的病因及防治措施。
4. 简述儿童肥胖症的危害及防治措施。

任务二　掌握婴幼儿营养状况评估的方法

案例导入

　　《××县儿童保健手册》的"家长须知"中写着儿童定期检查的时间为：出生～1岁：满月、42天、3个月、6个月、8个月、12个月；1～3岁：1岁半、2岁、2岁半、3岁；4～6岁：每年检查1次，检查内容包括体重、身长、头围、面色、皮肤、前囟、血红蛋白值等项目。西西妈妈很困惑，为什么要这么频繁地进行检查？

　　婴幼儿营养状况评估的方法主要包括体格生长评价、膳食调查和实验室检查等。婴幼儿养育者通过日常监测婴幼儿体格发育的情况，定期带婴幼儿到医院进行体格检查，评价婴幼儿的日常膳食，借助实验室检查了解婴幼儿对营养素的吸收和利用情况等途径，科学有效地对婴幼儿进行营养状况评估，及时发现婴幼儿存在的营养方面的问题，及时补充和调整营养物质供给，保证婴幼儿身心健康发展。

一、体格生长评价

　　婴幼儿体格生长状况与其营养和健康状况密切相关。定期测量体格生长指标，并绘制婴幼儿生长曲线，可以比较直观地评价婴幼儿的营养状况。

（一）体格生长评价常用指标

　　对于婴幼儿而言，常用的体格生长评价指标包括身长（高）、坐高、体重、头围、胸围、上臂围、囟门和牙齿等。

1. 身长（身高）

　　为头部、脊柱与下肢骨骼长度的总和，反映人体骨骼生长（线性生长）的重要指标，是婴幼儿长期营养状况的一种反映。受种族、遗传、环境等因素的影响较明显。

　　与出生时身高约50 cm相比，1岁时约1.5倍，4岁时约2倍。

　　2～12岁：身高（cm）≈（年龄×5）+80 cm

　　（1）身长测量

　　① 测量对象：适用于2岁及以下婴幼儿。

　　② 测量工具：卧式测量床。

　　③ 测量方法：婴幼儿仰卧位，室温25℃左右。脱去婴幼儿的鞋帽和厚衣裤，使其仰卧于卧式测量床上。助手固定婴幼儿头部使其接触头板。测量者位于婴幼儿右侧，将左手置于其膝部，使其两腿平行伸直，双膝并拢并使之固定。用右手移动滑板，使之紧贴婴幼儿双足跟，当两侧标尺读数一致时读数，如图7-2-1所示。

　　④ 读数与记录：读取滑板内侧数值，精确至0.1 cm。

　　（2）身高测量

　　① 测量对象：适用于2岁以上幼儿。

　　② 测量工具：立柱式身高计。

　　③ 测量方法：幼儿免冠、赤足，解开发髻，室温25℃左右。取立正姿势，站在踏板上，挺胸收腹，两臂自然下垂，脚跟靠拢，脚尖分开约60°，双膝并拢挺直，两眼平视正前方，头部保持正立位置。测量者手扶滑侧板轻轻向下滑动，直到底面与幼儿头颅顶点相接触，此时观察被测幼儿姿势是否正确，确认姿势正确后读数。

　　④ 读数与记录：读数时测量者的眼睛与滑测板底面在同一水平面上，读取滑测板底面对应立柱所示数值，精确至0.1 cm。

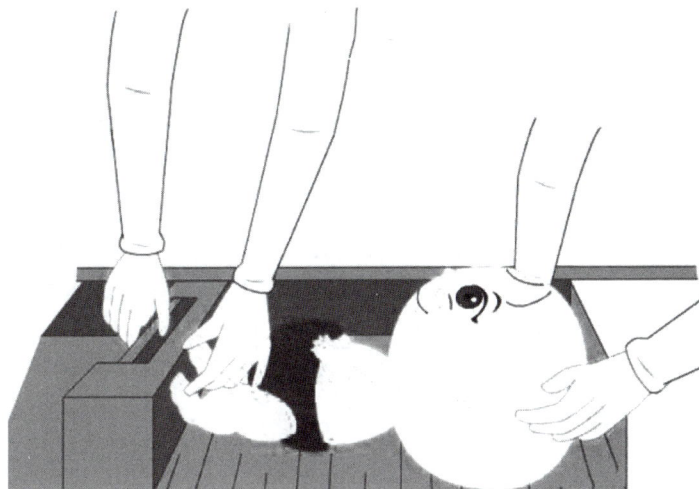

图 7-2-1 身长测量

需要注意的是,婴幼儿身长(高)应连续测量 2 次,2 次测量的误差应不超过 0.4 cm。清晨测量身长(高)比下午测量长(高)约 1 cm,同一婴幼儿身长比身高约长 0.7 cm。

2. 坐高(顶臀长)

坐高指头顶到坐骨结节的长度,可表示躯干的发育情况。随着年龄的增长,儿童的下肢增长速度不断加快,坐高占身高的比率随年龄增长而降低。

(1) 测量对象:适用于 3 岁以上幼儿。

(2) 测量工具:坐高计。

(3) 测量方法:幼儿坐于坐高计的坐板上,骶部紧靠立柱,端坐挺身,使躯干与大腿、大腿与小腿分别成直角,两脚向前自然平放在地面,下移测量板接触头部顶点。

(4) 读数与记录:测量者读取测量板与立柱刻度交叉数值,精确至 0.1 cm。

3. 体重

体重是指人体的总重量(裸重),在一定程度上体现婴幼儿的骨骼、肌肉、皮下脂肪和内脏重量及其增长的综合情况,是反映婴幼儿近期营养状况的重要指标。

与新生儿体重约 3 kg 相比,3 个月时体重约为 2 倍,1 周岁时体重约为 3 倍。

婴幼儿体重估算公式:

1~6 个月:体重(kg)≈出生体重(kg)+月龄×0.7

7~12 个月:体重(kg)≈6+月龄×0.25

2~10 岁:体重(kg)≈年龄×2+8

(1) 2 岁及以下婴幼儿体重

① 测量工具:经计量认证的体重秤,分度值≤0.01 kg。

② 测量方法:在空腹状态下进行,室温 25℃ 左右。测量时将体重秤放置平稳,校准并调零。尽量脱去全部衣裤,将婴幼儿平稳放置于体重秤上,四肢不得与其他物体相接触,待婴幼儿安静时读取体重读数。

③ 读数与记录:读数时精确至 0.01 kg。若穿着贴身衣服称量,应减去衣物重量。

④ 注意事项:连续测量 2 次,2 次的测量误差不应超过 100 g。

(2) 2 岁以上幼儿体重

① 测量工具:经计量认证的体重秤,分度值≤0.01 kg。

② 测量方法:在清晨、空腹、排泄完毕的状态下进行,室温 25℃ 左右。测量时将体重秤放置平稳并调零。被测者平静站立于体重秤踏板中央,两腿均匀负重,免冠、赤足、穿贴身内衣裤。

③ 读数与记录:读数时精确至 0.01 kg。

4. 头围

头围指右侧齐眉弓上缘经过枕骨粗隆最高点水平位置的头部周长。它可以表示头颅的大小和脑的发育程度。由于头围在出生后头 3 年反映脑的快速发育,因此建议常规测量头围至 3 岁(至少到 2 岁)。

出生后第一年增长最快。出生时头围约 34 cm,第一年的前 3 个月和后 9 个月,头围增长约 6 cm。第二年只增加 2 cm。

(1) 测量工具:无伸缩性的软尺(使用前应校正)。

(2) 测量方法:测量者立于被测者的前方或右方,用左手拇指将软尺零点固定于头部右侧齐眉弓上缘处,右手持软尺沿逆时针方向经枕骨粗隆最高处绕头部一圈回到零点。测量时软尺应紧贴皮肤,左右两侧保持对称,长发者应先将头发在软尺经过处上下分开。

(3) 读数与记录:读数时精确至 0.1 cm。

(4) 注意事项:婴幼儿头围应连续测量 2 次,2 次的测量误差应不超过 0.4 cm。

5. 胸围

胸围是经双侧乳头下缘绕胸一周的长度,其增长规律为:出生时头围比胸围大 1~2 cm,至 1 周岁时,头围和胸围相等,以后胸围超过头围。1 岁至学龄前期胸围超过头围的厘米数约等于儿童年龄减 1。胸围的大小与肺、胸廓的发育密切相关,是衡量胸廓、胸背肌肉、皮下脂肪、肺的发育程度的重要指标。

(1) 测量工具:无伸缩性的软尺(使用前应校正)。

(2) 测量方法:3 岁以下婴幼儿取卧位或立位,3 岁以上取立位。测量者左手拇指固定软尺零点于幼儿一侧乳头下缘,右手持软尺贴胸壁,经同侧腋下、肩胛下角下缘、对侧腋下、对侧乳头回至零点。

(3) 读数与记录:读取与零点交叉的刻度,精确至 0.1 cm。

(4) 注意事项:连续测量 2 次,取平静呼气末、吸气末的平均值。

6. 上臂围

上臂围是指上臂中间的周长,其增长规律是 1 岁内增长迅速,以后增长减慢。上臂围体现上臂骨骼、肌肉、皮下脂肪的发育状况。

(1) 测量工具:无伸缩性的软尺(使用前应校正)。

(2) 测量方法:婴幼儿裸露整个手臂,手臂自然下垂或平放。测量者位于幼儿左侧,固定软尺零点于左臂肩峰至尺骨鹰嘴连线的中点,自然贴近皮肤绕臂一周。

(3) 读数与记录:读取与零点交叉的刻度,精确至 0.1 cm。

(4) 注意事项:幼儿上臂围应连续测量 2 次,2 次的测量误差应不超过 0.4 cm。

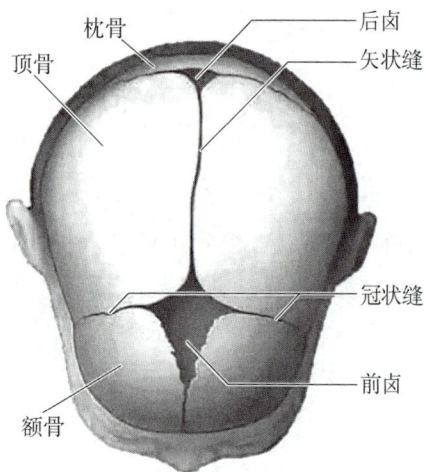

图 7 - 2 - 2　新生儿正常颅骨

7. 囟门

囟门是指婴幼儿颅骨接合不紧所形成的骨间隙,有前囟、后囟之分,如图 7 - 2 - 2。

前囟为额骨和顶骨形成的菱形间隙。婴儿出生时,前囟对边间隙为 0.6~3.6 cm,出生后 6 个月,随头围的增长而增大。婴儿 6 月龄后,前囟逐渐骨化而变小,一般在 1~1.5 岁闭合,个别婴幼儿可延至 2 岁左右闭合。严重脱水或营养不良者,会出现前囟凹陷的现象。后囟为顶骨与枕骨的骨缝构成的三角间隙。婴儿出生时,后囟很小或已闭合,未闭合者一般在出生后 6~8 周后即闭合。

8. 牙齿

牙齿是人体最坚硬的器官,起着切断、撕裂和磨碎食物的作用。在机体的发育过程中,乳牙先发育,而后替换恒牙。人一生有乳牙和恒牙两副牙齿,乳牙有 20 颗,恒牙有 28~32 颗。

出牙为正常的生理现象,与蛋白质、钙、磷、氟、维生素 C 和维生素 D 等营养素及甲状腺激素密切相关。婴儿出生时,牙齿尚未萌出,但乳牙已经骨化完全。乳牙萌出时间个体差异性很大,第一颗乳牙在 6～7 个月龄萌出。临床上通常将 12 月龄仍未萌出乳牙者定义为出牙延迟。甲状腺功能减退、严重营养不良和佝偻病等都可能导致牙齿生长异常。

(二) 体格生长评价的内容

婴幼儿体格生长评价是以正常婴幼儿体格生长数据为标准,评价个体幼儿或群体婴幼儿体格生长所处水平及其偏离标准值的程度。体格生长评价的内容包括生长水平、生长速度和匀称度。

1. 生长水平

生长水平是指将某一年龄段所获得的某一项体格生长指标测量值(例如身高或体重)与参考人群值比较,得到该婴幼儿在同质参考人群中所处的位置,即为此婴幼儿该项体格生长指标在此年龄的生长水平,一般可分为上、中上、中、中下、下 5 个等级,可以采用《7 岁以下儿童生长标准》(WS/T 423 - 2022)中的附录 A、附录 B,按照表 7 - 2 - 1、表 7 - 2 - 2 对 7 岁以下儿童生长水平进行评价。它仅表示该幼儿目前已达到的水平,不能说明过去存在的问题,也不能预示该幼儿的生长趋势。如果某一指标大于或者小于正常测量参考值的最高或者最低标准,提示应就医检查,以便进行及时的干预治疗。

表 7 - 2 - 1　儿童生长水平的百分位数评价方法

百分位数法	评价指标				
	年龄别体重	年龄别身长/身高	身长/身高别体重	年龄别 BMI	年龄别头围
≥P97	上	上	上	上	上
P75≤ • <P97	中上	中上	中上	中上	中上
P25≤ • <P75	中	中	中	中	中
P3≤ • <P25	中下	中下	中下	中下	中下
<P3	下	下	下	下	下

表 7 - 2 - 2　儿童生长水平的标准差评价方法

百分位数法	评价指标				
	年龄别体重	年龄别身长/身高	身长/身高别体重	年龄别 BMI	年龄别头围
≥+2SD	上	上	上	上	上
+1SD≤ • <+2SD	中上	中上	中上	中上	中上
−1SD≤ • <+1SD	中	中	中	中	中
−2SD≤ • <−1SD	中下	中下	中下	中下	中下
<−2SD	下	下	下	下	下

2. 生长速度

生长速度是指对某一单项体格生长指标进行定期连续测量,将该项指标在某一年龄阶段的增长值与参照人群值比较,从而评估婴幼儿该项指标的生长速度。如每月的体重增长值、每年的身高增长值等。

将定期测量所得的婴幼儿体格生长数值标在生长标准图上,可获得该婴幼儿的生长曲线。定期体检是生长速度评价的关键,而生长曲线是表示生长速度最简单、最直观的方式。

3. 匀称度

匀称度可以综合评价婴幼儿的体格生长情况,包括体型匀称度和身材匀称度。体型匀称度为人体各部分之间的比例和相互关系,常用的指标为体质指数 BMI。身材匀称度为坐高/身高比值或躯干/下肢比值,可帮助判断内分泌及骨骼发育异常疾病。

（三）体格生长评价的方法

1. 粗略的评价方法

（1）身长：按身长增长的倍数来计算，出生时身长按 50 cm 计算，1 岁时身长为出生时身长的 1.5 倍，4 岁时身高为出生时身长的 2 倍。按身长增长的速度来计算，1～6 个月内增长 16～17 cm，平均每月增长 2.5 cm；7～12 个月平均每月增长 1.5 cm，1 岁时达 75 cm 左右，2 岁时达 85 cm 左右，2 岁以后平均每年增长 5 cm。按公式推算，2 岁后身长（cm）＝年龄×5＋80（cm）。在身长增长的幅度上，不同儿童的差别比较大，偏差 30％ 都属于正常范围。

（2）体重：按体重增长的倍数来计算，6 个月时体重为出生时体重的 2 倍左右，1 岁时约 3 倍，2 岁时约 4 倍，3 岁时约 4.6 倍。按体重增长的速度来计算，最初 3 个月内，每周体重增加 180～200 g；4～6 个月每周增加 150～180 g，每月约增长 600 g；7～9 个月每周增加 90～120 g，每月增长 400～500 g；9～12 个月每周增加 60～90 g；出生第一年体重增加 6～7 kg，出生第二年体重增加 2.5～3.5 kg。按公式推算，6 个月以内体重（kg）＝出生体重＋月龄×0.6（kg）；7 个月至 1 岁体重（kg）＝出生体重＋月龄×0.5（kg）；2～10 岁体重（kg）＝年龄（岁）×2（kg）＋8（kg）。

（3）头围和胸围：新生儿的头围平均为 34 cm，而且并不是头围大就比头围小的新生儿聪明，头围过大过小均为病态。头围过小，考虑脑发育不良；头围过大，可能患佝偻病、脑积水等疾病。出生后第一年头围增长最快，约增长 12 cm，1 岁时约等长 46 cm，出生后第二年增长减慢，约增长 2 cm，2 岁时约等长 48 cm，以后增长更加缓慢。

出生时胸围小于头围 1～2 cm，约为 32 cm。1 岁末，胸围与头围大致相等，如果这时儿童的胸围还没有赶上头围，表明发展有障碍，需要到医院查明原因。1 岁后，胸围增长开始快于头围，胸围逐渐超过头围。出生后第二年胸围增长约 3 cm，第三年增长 1～2 cm。

2. 标准差法

标准差法是目前评价婴幼儿生长发育最常用的方法。它是将个体或群体婴幼儿的发育数值与作为标准的均值及标准差比较，以评价个体或群体婴幼儿发育状况的方法。在评价儿童体格发育状况时，尤其在判断是否为营养不良时，应从年龄别身高、年龄别体重、身高别体重 3 个方面进行综合评价。我国 0～3 岁儿童生长发育参照标准见表 7-2-3～表 7-2-5。

表 7-2-3　3 岁以下儿童年龄别身长/身高的标准差数值(cm)

年龄	男					女				
	−2SD	−1SD	中位数	＋1SD	＋2SD	−2SD	−1SD	中位数	＋1SD	＋2SD
0 月	47.3	49.2	51.2	53.1	55.0	46.6	48.4	50.3	52.2	54.1
1 月	51.1	53.1	55.1	57.2	59.2	50.1	52.1	54.1	56.1	58.1
2 月	54.7	56.8	59.0	61.1	63.2	53.5	55.6	57.7	59.8	61.9
3 月	57.8	60.0	62.2	64.4	66.6	56.4	58.6	60.8	62.9	65.1
4 月	60.3	62.5	64.8	67.1	69.4	58.8	61.0	63.3	65.5	67.7
5 月	62.3	64.6	66.9	69.3	71.6	60.7	63.0	65.3	67.6	69.9
6 月	64.0	66.3	68.7	71.1	73.5	62.4	64.7	67.1	69.4	71.7
7 月	65.4	67.9	70.3	72.7	75.1	63.9	66.3	68.7	71.0	73.4
8 月	66.8	69.3	71.7	74.2	76.7	65.3	67.7	70.1	72.5	75.0
9 月	68.0	70.5	73.1	75.6	78.1	66.5	69.0	71.5	73.9	76.4
10 月	69.2	71.8	74.3	76.9	79.4	67.8	70.3	72.8	75.3	77.8
11 月	70.3	72.9	75.5	78.1	80.7	68.9	71.5	74.0	76.6	79.1

（续表）

年龄	男					女				
	−2SD	−1SD	中位数	+1SD	+2SD	−2SD	−1SD	中位数	+1SD	+2SD
1岁	71.4	74.1	76.7	79.3	81.9	70.1	72.6	75.2	77.8	80.4
1岁1月	72.5	75.1	77.8	80.5	83.1	71.1	73.8	76.4	79.0	81.7
1岁2月	73.5	76.2	78.9	81.6	84.3	72.2	74.9	77.5	80.2	82.9
1岁3月	74.5	77.2	80.0	82.7	85.5	73.2	75.9	78.6	81.4	84.1
1岁4月	75.5	78.2	81.0	83.8	86.6	74.2	77.0	79.7	82.5	85.2
1岁5月	76.4	79.2	82.1	84.9	87.7	75.2	78.0	80.8	83.6	86.4
1岁6月	77.4	80.2	83.1	86.0	88.8	76.2	79.0	81.9	84.7	87.5
1岁7月	78.3	81.2	84.1	87.0	89.9	77.1	80.0	82.9	85.8	88.6
1岁8月	79.2	82.2	85.1	88.0	91.0	78.1	81.0	83.9	86.8	89.7
1岁9月	80.1	83.1	86.1	89.1	92.0	79.0	81.9	84.9	87.8	90.8
1岁10月	81.0	84.0	87.0	90.1	93.1	79.9	82.8	85.8	88.8	91.8
1岁11月	81.9	84.9	88.0	91.0	94.1	80.7	83.7	86.8	89.8	92.8
2岁	82.0	85.1	88.2	91.3	94.4	80.8	83.9	87.0	90.1	93.1
2岁3月	84.4	87.6	90.8	94.0	97.2	83.2	86.4	89.5	92.7	95.9
2岁6月	86.6	89.9	93.2	96.5	99.8	85.3	88.6	91.9	95.2	98.5
2岁9月	88.6	92.0	95.4	98.8	102.2	87.3	90.7	94.1	97.5	100.9
3岁	90.5	94.0	97.5	101.0	104.5	89.3	92.7	96.2	99.7	103.2

注：2岁以下适用于身长，2～7岁以下适用于身高。年龄为整月或整岁。

表7-2-4　3岁以下儿童年龄别体重的标准差数值(kg)

年龄	男					女				
	−2SD	−1SD	中位数	+1SD	+2SD	−2SD	−1SD	中位数	+1SD	+2SD
0月	2.7	3.1	3.5	3.9	4.3	2.6	3.0	3.3	3.7	4.1
1月	3.6	4.1	4.6	5.1	5.6	3.4	3.8	4.3	4.8	5.3
2月	4.6	5.2	5.8	6.5	7.2	4.3	4.8	5.4	6.0	6.7
3月	5.5	6.1	6.8	7.6	8.4	5.0	5.6	6.2	6.9	7.7
4月	6.0	6.7	7.5	8.3	9.3	5.5	6.2	6.9	7.7	8.6
5月	6.5	7.2	8.0	8.9	9.9	6.0	6.6	7.4	8.2	9.2
6月	6.8	7.6	8.4	9.4	10.5	6.3	7.0	7.8	8.7	9.7
7月	7.1	7.9	8.8	9.8	10.9	6.6	7.3	8.1	9.1	10.2
8月	7.4	8.2	9.1	10.1	11.3	6.9	7.6	8.4	9.4	10.6
9月	7.6	8.4	9.4	10.4	11.6	7.1	7.8	8.7	9.7	10.9
10月	7.8	8.7	9.6	10.7	11.9	7.3	8.1	9.0	10.0	11.2
11月	8.0	8.9	9.8	10.9	12.2	7.5	8.3	9.2	10.3	11.5
1岁	8.2	9.1	10.1	11.2	12.4	7.7	8.5	9.4	10.5	11.8

（续表）

年龄	男					女				
	−2SD	−1SD	中位数	+1SD	+2SD	−2SD	−1SD	中位数	+1SD	+2SD
1岁1月	8.3	9.2	10.3	11.4	12.7	7.8	8.7	9.6	10.7	12.1
1岁2月	8.5	9.4	10.5	11.6	12.9	8.0	8.8	9.8	11.0	12.3
1岁3月	8.7	9.6	10.7	11.8	13.2	8.2	9.0	10.0	11.2	12.6
1岁4月	8.8	9.8	10.9	12.1	13.4	8.3	9.2	10.3	11.5	12.9
1岁5月	9.0	10.0	11.1	12.3	13.7	8.5	9.4	10.5	11.7	13.1
1岁6月	9.2	10.2	11.3	12.5	14.0	8.7	9.6	10.7	11.9	13.4
1岁7月	9.4	10.4	11.5	12.8	14.2	8.9	9.8	10.9	12.2	13.7
1岁8月	9.5	10.6	11.7	13.0	14.5	9.0	10.0	11.1	12.4	13.9
1岁9月	9.7	10.8	11.9	13.3	14.8	9.2	10.2	11.3	12.6	14.2
1岁10月	9.9	11.0	12.2	13.5	15.0	9.4	10.4	11.5	12.9	14.5
1岁11月	10.1	11.1	12.4	13.7	15.3	9.5	10.6	11.7	13.1	14.8
2岁	10.2	11.3	12.6	14.0	15.6	9.7	10.7	11.9	13.3	15.0
2岁3月	10.7	11.8	13.1	14.6	16.3	10.1	11.2	12.5	14.0	15.8
2岁6月	11.1	12.3	13.7	15.2	17.0	10.6	11.7	13.0	14.6	16.5
2岁9月	11.5	12.7	14.2	15.8	17.6	11.0	12.2	13.6	15.2	17.2
3岁	11.9	13.2	14.6	16.3	18.3	11.4	12.6	14.1	15.9	17.9

注：年龄为整月或整岁。

表7-2-5 2岁以下儿童身长别体重的标准差数值（kg）

身长（cm）	男					女				
	−2SD	−1SD	中位数	+1SD	+2SD	−2SD	−1SD	中位数	+1SD	+2SD
45	2.0	2.1	2.3	2.5	2.8	2.0	2.2	2.3	2.6	2.8
46	2.1	2.3	2.5	2.7	3.0	2.1	2.3	2.5	2.8	3.0
47	2.3	2.5	2.7	2.9	3.2	2.3	2.5	2.7	3.0	3.2
48	2.4	2.6	2.9	3.2	3.5	2.4	2.7	2.9	3.2	3.5
49	2.6	2.8	3.1	3.4	3.7	2.6	2.8	3.1	3.4	3.7
50	2.8	3.0	3.3	3.6	3.9	2.8	3.0	3.3	3.6	3.9
51	3.0	3.2	3.5	3.8	4.2	3.0	3.2	3.5	3.8	4.2
52	3.2	3.4	3.8	4.1	4.5	3.2	3.5	3.8	4.1	4.5
53	3.4	3.7	4.0	4.4	4.8	3.4	3.7	4.0	4.4	4.8
54	3.6	3.9	4.3	4.7	5.2	3.6	4.0	4.3	4.7	5.2
55	3.9	4.2	4.6	5.0	5.5	3.9	4.2	4.6	5.0	5.5
56	4.1	4.5	4.9	5.3	5.9	4.1	4.5	4.9	5.3	5.8
57	4.4	4.8	5.2	5.7	6.2	4.4	4.7	5.1	5.6	6.2
58	4.6	5.0	5.5	6.0	6.6	4.6	5.0	5.4	5.9	6.5

（续表）

身长(cm)	男					女				
	−2SD	−1SD	中位数	+1SD	+2SD	−2SD	−1SD	中位数	+1SD	+2SD
59	4.9	5.3	5.8	6.3	7.0	4.8	5.2	5.7	6.2	6.8
60	5.1	5.6	6.1	6.7	7.3	5.1	5.5	6.0	6.5	7.2
61	5.4	5.9	6.4	7.0	7.7	5.3	5.7	6.2	6.8	7.5
62	5.6	6.1	6.7	7.3	8.0	5.5	6.0	6.5	7.1	7.8
63	5.9	6.4	6.9	7.6	8.3	5.7	6.2	6.8	7.4	8.1
64	6.1	6.6	7.2	7.9	8.7	6.0	6.5	7.0	7.7	8.4
65	6.3	6.9	7.5	8.2	9.0	6.2	6.7	7.3	7.9	8.7
66	6.6	7.1	7.7	8.5	9.3	6.4	6.9	7.5	8.2	9.0
67	6.8	7.3	8.0	8.7	9.6	6.6	7.1	7.7	8.4	9.3
68	7.0	7.6	8.2	9.0	9.9	6.8	7.3	8.0	8.7	9.5
69	7.2	7.8	8.5	9.2	10.1	7.0	7.5	8.2	8.9	9.8
70	7.4	8.0	8.7	9.5	10.4	7.2	7.7	8.4	9.1	10.1
71	7.6	8.2	8.9	9.7	10.7	7.4	7.9	8.6	9.4	10.3
72	7.8	8.4	9.1	10.0	10.9	7.5	8.1	8.8	9.6	10.5
73	8.0	8.6	9.3	10.2	11.2	7.7	8.3	9.0	9.8	10.8
74	8.2	8.8	9.5	10.4	11.4	7.9	8.5	9.2	10.0	11.0
75	8.3	9.0	9.7	10.6	11.6	8.1	8.7	9.4	10.2	11.2
76	8.5	9.2	9.9	10.8	11.9	8.2	8.9	9.6	10.4	11.4
77	8.7	9.4	10.1	11.0	12.1	8.4	9.0	9.8	10.6	11.6
78	8.9	9.5	10.3	11.2	12.3	8.6	9.2	9.9	10.8	11.9
79	9.0	9.7	10.5	11.4	12.5	8.7	9.4	10.1	11.0	12.1
80	9.2	9.9	10.7	11.6	12.7	8.9	9.6	10.3	11.2	12.3
81	9.4	10.1	10.9	11.8	13.0	9.1	9.7	10.5	11.4	12.5
82	9.6	10.3	11.1	12.0	13.2	9.3	9.9	10.7	11.6	12.8
83	9.7	10.5	11.3	12.3	13.4	9.4	10.1	10.9	11.9	13.0
84	9.9	10.6	11.5	12.5	13.6	9.6	10.3	11.1	12.1	13.2
85	10.1	10.8	11.7	12.7	13.9	9.8	10.5	11.3	12.3	13.5
86	10.3	11.0	11.9	12.9	14.1	10.0	10.7	11.6	12.5	13.7
87	10.5	11.2	12.1	13.1	14.4	10.2	10.9	11.8	12.8	14.0
88	10.7	11.4	12.3	13.4	14.6	10.4	11.1	12.0	13.0	14.2
89	10.9	11.7	12.6	13.6	14.9	10.6	11.3	12.2	13.2	14.5
90	11.1	11.9	12.8	13.8	15.1	10.8	11.5	12.4	13.5	14.7
91	11.3	12.1	13.0	14.1	15.4	11.0	11.8	12.7	13.7	15.0
92	11.5	12.3	13.2	14.3	15.6	11.2	12.0	12.9	14.0	15.3

身长 (cm)	男					女				
	−2SD	−1SD	中位数	+1SD	+2SD	−2SD	−1SD	中位数	+1SD	+2SD
93	11.7	12.5	13.4	14.6	15.9	11.4	12.2	13.1	14.2	15.6
94	11.9	12.7	13.7	14.8	16.1	11.6	12.4	13.4	14.5	15.8
95	12.1	12.9	13.9	15.1	16.4	11.8	12.7	13.6	14.8	16.1
96	12.3	13.2	14.2	15.3	16.7	12.0	12.9	13.9	15.0	16.4
97	12.5	13.4	14.4	15.6	17.0	12.3	13.1	14.1	15.3	16.8
98	12.8	13.6	14.7	15.9	17.3	12.5	13.4	14.4	15.6	17.1
99	13.0	13.9	14.9	16.1	17.6	12.7	13.6	14.7	15.9	17.4
100	13.2	14.1	15.2	16.4	17.9	13.0	13.9	14.9	16.2	17.7

注:身长为整数。

(1) 年龄别身高、年龄别体重:所谓年龄别身高和年龄别体重是指相对于某一年龄来说应有的身高(长)和体重。年龄别身高适用于远期营养不良的监测,即通过这一标准可以发现同年龄中身材矮小者,这可能与长期营养不良或多病有关。年龄别体重能比较敏感地反映短期内营养状况的变化,即能反映远期与长期营养不足。通常用这一指标来评估儿童体重是否不足或严重不足,但不用它来判断儿童体重是否超重或肥胖,也不能用来识别过去的营养状况。0~3 岁年龄别身高、年龄别体重有关的标准可参考表 7-2-3、表 7-2-4。表中有 5 组数字,−2SD、−1SD、中位数、+1SD、+2SD,其中−2SD 为最低限,+SD 为最高限,最低限和最高限之间为正常范围。

(2) 身高别体重:身高别体重指相对于某一身高的应有体重,可反映体型的匀称程度。这一指标是判断近期营养状况的常用参数,能避免年龄别身高和年龄别体重对矮胖、瘦高体型的误导因素,因此可用于消瘦、超重和肥胖的评估。若年龄别身高、身高别体重均低于正常范围,则为严重慢性营养不良,家长应咨询营养师或带儿童到医院做相关检查,尽早确定原因。0~3 岁身高别体重的标准可参考表 7-2-5。

3. 曲线法(生长发育监测图)

生长发育监测图是世界卫生组织推荐给家长使用的一种简单、方便、易操作的保健图表(图 7-2-3~图 7-2-4)。通过记录儿童体重或身长的数值、监测曲线变化,家长可以观察儿童体格发育是否正常,及时了解儿童营养状况,随时调整喂养计划。

(1) 图表说明

① 图表横坐标为儿童的月龄,纵坐标为体重值(单位:kg)或身长值(单位:cm)。

② 图表上有 5 条参考线,参考线"97"和"3"之间的区域代表儿童健康生长的范围。

(2) 绘制方法:除了可以直接在世界卫生组织公布的生长曲线图上记录儿童的身长和体重实测值外,家长也可以自己绘制生长发育监测图。

① 把儿童的出生年、月、日及出生时的体重(身长)等填写在生长监测图左上角各栏的空格里。把出生时的体重(或身长)等填写在生长监测图横、纵坐标交点零处。

② 根据所要监测的儿童性别、测量项目及表 7-2-3 或表 7-2-4 中儿童体重(或身长)的标准值,绘制体重(或身长)生长的上限曲线(如图 7-2-5 曲线 E)和下限曲线(如图 7-2-5 曲线 F)。

③ 定期测量儿童的体重(或身长),对照横坐标的月龄,在纵坐标的指引下将测量到的实值以点的形式记录在图表中。

④ 将记录好的实测点连成线,即为儿童实测生长曲线(如图 7-2-5 曲线 A、B、C、D)。

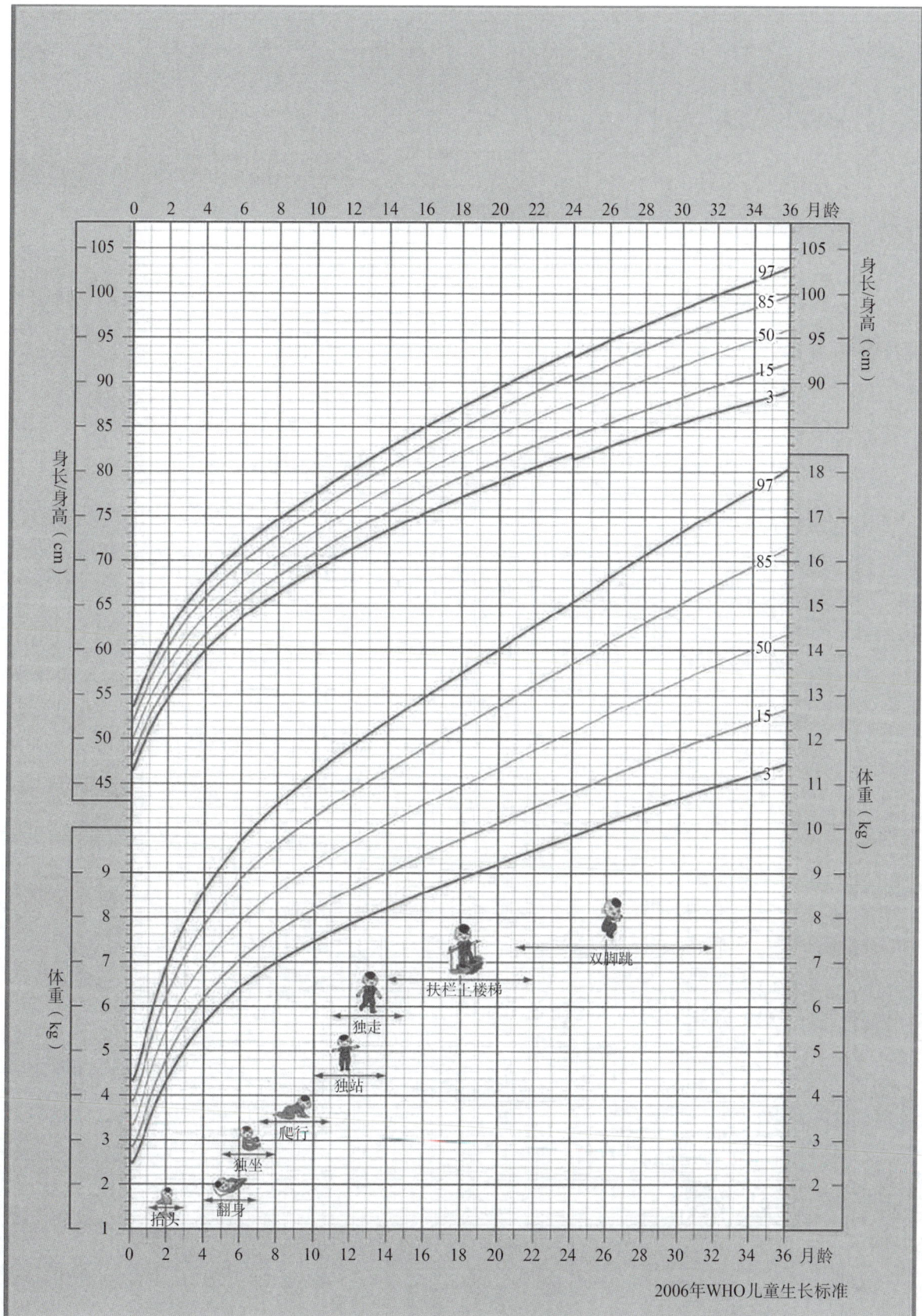

2006年WHO儿童生长标准

图7-2-3　0~3岁男童身长(身高)/年龄、体重/年龄百分位标准曲线图

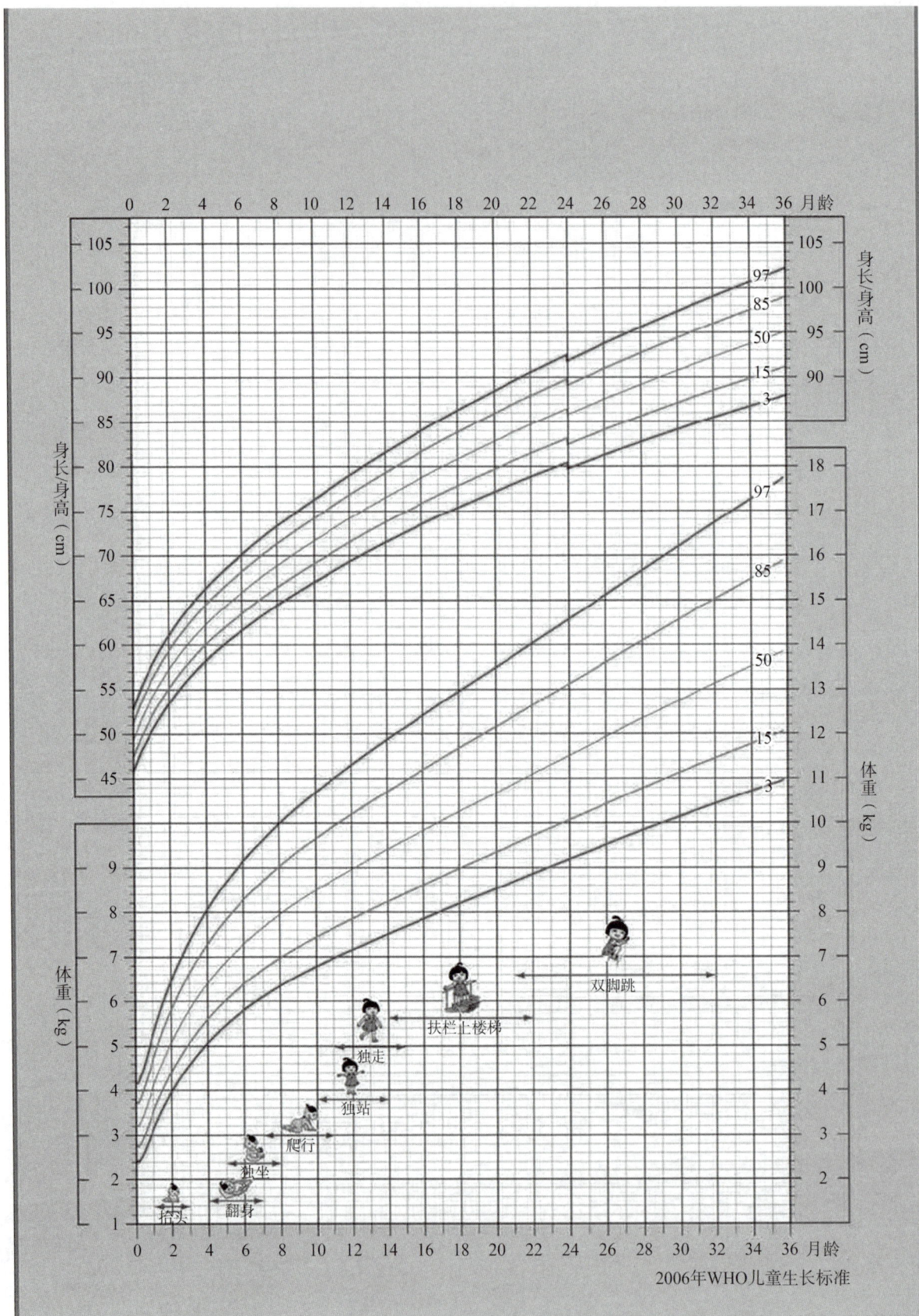

图 7-2-4　0～3 岁女童身长（身高）/年龄、体重/年龄百分位标准曲线图

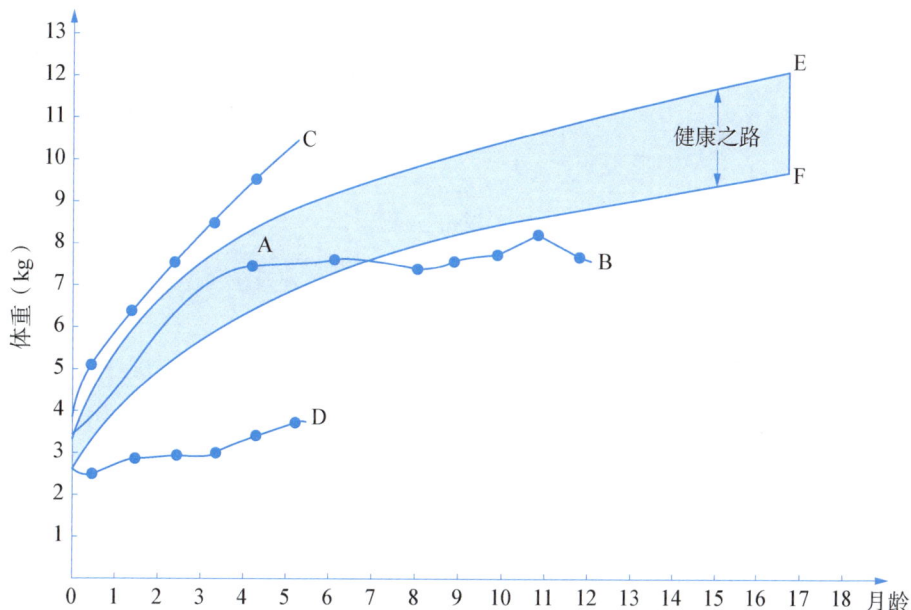

图 7-2-5　体重生长发育监测图

（3）评价方法

① 生长良好：生长曲线向上，其幅度与参考线一致，曲线在儿童健康生长的范围之内，反映喂养营养较充足（图 7-2-5 曲线 A）。

② 生长不好：生长曲线明显上扬，偏离发育轨迹，在儿童健康生长的范围上方，反映体重增长过快，考虑喂养过量（图 7-2-5 曲线 C）。

生长曲线平坦，与横坐标平行或有所下降，反映生长迟缓，有可能与辅食喂养过迟或不当有关（图 7-2-5 曲线 B）。

生长曲线在儿童健康生长的范围下方，且曲线较平坦，反映生长不好，体重达不到正常儿童水平，有可能是食物摄入不足或生病（图 7-2-5 曲线 D）。

4. 体质指数法

体质指数（body mass index，BMI）是评价 18 岁以上成人群体营养状况的常用指标，不仅对反映体型胖瘦程度较为敏感，而且与皮褶厚度、上臂围等营养状况指标相关性也较高。其计算公式为

$$BMI = 体重(kg) \div [身高(m)]^2$$

世界卫生组织对成人 BMI 分级标准：18.5～24.9 为正常范围，<18.5 为低体重（营养不良），≥25.0 为超重，肥胖前状态是 25.0～29.9，一级肥胖 30.0～34.9，二级肥胖 35.0～39.9，三级肥胖≥40.0。

中国 BMI 分级标准：国际生命科学学会中国办事处中国肥胖问题工作组提出对中国成人判断超重和肥胖程度的界限值，BMI<18.5 为体重过低，18.5～23.9 为体重正常，24.0～27.9 为超重，≥28 为肥胖。

中国肥胖问题工作组进一步提出筛查与评价学龄儿童、青少年超重肥胖的 BMI 分类标准，见表 7-2-6。

表 7-2-6　6 岁～18 岁学龄儿童青少年性别年龄别 BMI 筛查超重与肥胖界值　　　　　　（kg/m²）

年龄	男生		女生	
（岁）	超重	肥胖	超重	肥胖
6.0～	16.4	17.7	16.2	17.5
6.5～	16.7	18.1	16.5	18.0

（续表）

年龄	男生		女生	
（岁）	超重	肥胖	超重	肥胖
7.0～	17.0	18.7	16.8	18.5
7.5～	17.4	19.2	17.2	19.0
8.0～	17.8	19.7	17.6	19.4
8.5～	18.1	20.3	18.1	19.9
9.0～	18.5	20.8	18.5	20.4
9.5～	18.9	21.4	19.0	21.0
10.0～	19.2	21.9	19.5	21.5
10.5～	19.6	22.5	20.0	22.1
11.0～	19.9	23.0	20.5	22.7
11.5～	20.3	23.6	21.1	23.3
12.0～	20.7	24.1	21.5	23.9
12.5～	21.0	24.7	21.9	24.5
13.0～	21.4	25.2	22.2	25.0
13.5～	21.9	25.7	22.6	25.6
14.0～	22.3	26.1	22.8	25.9
14.5～	22.6	26.4	23.0	26.3
15.0～	22.9	26.6	23.2	26.6
15.5～	23.1	26.9	23.4	26.9
16.0～	23.3	27.1	23.6	27.1
16.5～	23.5	27.4	23.7	27.4
17.0～	23.7	27.6	23.8	27.6
17.5～	23.8	27.8	23.9	27.8
18.0～	24.0	28.0	24.0	28.0

（四）体格生长评价的流程

婴幼儿体格生长评价的一般流程如下：

（1）测量体格生长指标。

（2）使用儿童生长标准或儿童生长参考值进行评估。

（3）发现生长指标异常的婴幼儿。

（4）生长速度与匀称度评估以及临床资料收集。

（5）给予初步的诊断。

（6）针对性的实验室检查或转诊，以获得病因诊断。

（五）体格生长评价结果的解释

婴幼儿体格生长评价结果的解释需考虑遗传和环境因素的影响。因人体测量仅为粗略的评价方法，故做出结论时应谨慎，需避免过度解读测量数据或将评价结果等同于临床诊断。定期、连续测量很重要，当观察到婴幼儿稳定地沿着自己的"轨道"生长时，即使其生长水平低于参照人群，也不必过度担忧。

婴幼儿体格生长评价结果应结合其他临床表现、实验室检测综合判定。

二、膳食调查

膳食调查是指通过对群体或个体每天进餐次数、摄入食物的种类和数量等进行调查,再根据食物成分表计算出每人每日摄入的能量和其他营养素,然后与推荐供给标准进行比较,评定其营养需要得到满足的程度。通过膳食调查可了解个体或群体营养需要的满足程度,为国家制定膳食营养相关政策提供依据,引导食品工业的发展方向,为营养教育部门开展有针对性营养教育提供基础数据。

(一)膳食调查的方法

膳食调查方法一般有 3 种,即称重法、记账法、24 小时回顾法。

1. 称重法

称重法又叫称量法,是运用日常的各种测量工具对食物量进行准确称重,了解该调查对象调查期间的食物消耗量,从而计算出每人每日的营养素摄入量的方法。

适用对象:集体食堂、单位、家庭及个人膳食调查。

调查时间:连续调查一周或不少于 3 天,一般 3～4 天。

操作方式:在每餐食用前后对各种食物进行记录并称量。

食物量:准确称量。

关键:掌握各种食物的生熟比;准确称量个人所摄入的熟食。

优点:准确细致,可获得可靠的食物摄入量。

缺点:烦琐,对调查员技术要求高;在外就餐时调查较困难;调查可能影响日常的饮食模式;配合程度差等;不适合大规模调查。

2. 记账法

记账法是根据账目的记录得到调查对象的膳食情况来进行营养评价的一种膳食调查方法,它是最早、最常用的膳食调查方法。

适用对象:集体食堂、单位及家庭膳食调查。

调查时间:较长,如 1 月或更长。

操作方式:记录一段时期内的食物消耗总量。

食物量:食物实际消耗量＝食物最初库存＋每日购入量－每日废弃量－剩余总量。

关键:食物账目精确;每餐用餐人数统计确实。

优点:手续简单、耗费人力少、适用于大样本,可做较长时期调查。

缺点:不够准确,只得到人均摄入量,难以分析个体膳食状况。

3. 24 小时回顾法

24 小时回顾法是通过询问的方法,使被调查对象回顾和描述在调查时刻以前 24 小时内摄入的所有食物的数量和种类,借助食物模型、家用量具或食物图谱对其食物摄入进行计算和评价。

适用对象:个体调查和特定人群的调查,一般在 7～75 岁之间。

调查时间:24 小时(从最后一餐吃东西开始向前推 24 小时),或 2×24、3×24 小时。

操作方式:询问调查个体在前一日或数日所有消耗的食物量(包括在外就餐和零食点心等),可以面对面或电话调查。

食物量:通过家用量具、实物模型或实物图片进行估计。

关键:调查技巧及调查员素质。

优点:可进行具有代表性的调查,且样本量大,费用低,应答率高。

缺点:调查员之间的偏倚较大;准确性较低,容易低估食物摄入量。

(二)膳食调查结果的评价

1. 个体婴幼儿的膳食调查结果评价

(1)婴幼儿食物摄入状况和食物结构的评价:将膳食调查所获得的婴幼儿消耗的各种食物按照分

类规则进行分类,计算婴幼儿平均每天各类食物的摄入量;再将此食物量与推荐的同年龄同性别幼儿的每日各类食物适宜摄入量进行比较,据此评价膳食合理性。2022 年,中国营养学会妇幼营养分会颁布了《中国 7～24 月龄婴幼儿平衡膳食宝塔》和《中国学龄前儿童平衡膳食宝塔》。

(2) 婴幼儿膳食营养素摄入水平的评价:根据食物成分表中各种食物的能量及营养素的含量,计算出平均每天能量及营养素的摄入量;再将此摄入量与同年龄、同性别婴幼儿的膳食营养素参考摄入量进行比较,据此评价婴幼儿的膳食营养状况。

2. 托幼机构膳食调查结果评价

(1) 能量和各类营养素的摄入量:首先根据托幼机构的餐点设置,分析总能量摄入是否满足需要,然后分析各种维生素和矿物质的摄入量是否满足需要。

(2) 分析能量营养素来源分布:根据三大宏量营养素的供能比,分析脂肪和碳水化合物产生的能量占全日总能量的比例是否分别为 30%～35% 和 50%～65%,然后确定是否达到了宏量营养素的合理分布。

(3) 分析蛋白质来源分布:分析动物蛋白质加豆类蛋白质是否达到了总蛋白质量的 50%,然后确定优质蛋白质的摄入是否合理。

(4) 三餐比:早餐、午餐和晚餐占全日能量的比重是否分别达到了 30%、40% 和 30%。

根据以上结果分析食谱安排是否合适、能量是否需要调整、3 种宏量营养素的配比是否合适、优质蛋白质的来源是否充足、三餐分布的合理性,并就此提出相应的问题及解决方案。

视频

7-2-2:婴幼儿膳食调查评估方法

三、实验室检查

在医院,通过分析儿童的体液、排泄物、血液和组织中的各种营养素、营养代谢产物及其他有关成分,并测定血液中酶活性,可了解膳食中营养素的吸收和利用情况。例如,测定血清中总蛋白、白蛋白的含量,若结果低于正常范围,提示长期蛋白质摄入不足或大量丢失;测定血清中维生素 A、B 族维生素、维生素 C、维生素 D 和微量元素铁、锌含量等,可反映体内微量营养素的营养状况;测定血红蛋白、血清铁或血清铁蛋白和红细胞游离原卟啉的含量,可反映体内铁元素的营养状态。一次性给予大剂量 B 族维生素、维生素 C,然后收集 4 小时尿,测定尿中这些维生素的排出量,若排出量低于参考值,表明体内缺乏这些维生素。评价营养状况的实验室测定方法可分为:测定血液中的营养成分或其标志物水平;测定尿中营养物质成分排出或其代谢产物;测定与营养素有关的血液成分或酶活性的改变;测定血、尿中因营养素不足而出现的异常代谢产物;进行负荷饱和及同位素实验。营养素状况的实验室检查常用测定样品为血液、尿样等。由于头发长期暴露在外面和经常使用多种洗发/护发产品,测定头发中的元素含量通常未必能反映机体营养状况。实验室检测常用指标列举说明如下。

蛋白质与氨基酸营养水平的评价指标:血清总蛋白、血清白蛋白、血清球蛋白、白蛋白与球蛋白之比、空腹血氨基酸总量与必需氨基酸之比、尿氨酸等。

脂类营养水平的评价指标:血清总脂、血清总胆固醇、游离胆固醇和胆固醇酯、血清高密度脂蛋白胆固醇、血清低密度脂蛋白胆固醇、血清极低密度脂蛋白胆固醇、血清总甘油三酯、血清游离脂肪酸等。

碳水化合物营养水平的评价指标:血清葡萄糖、血浆胰岛素、血浆胰高血糖素、葡萄糖耐量实验、尿糖定性、尿糖定量等。

铁营养水平的评价指标:血红蛋白、血浆游离血红蛋白、血清铁蛋白、红细胞游离原卟啉、血清运铁蛋白、血清运铁蛋白饱和度、血清铁、血清铁饱和度、血清总铁结合力、红细胞计数、网织红细胞计数、红细胞压积、平均红细胞体积等。

硒营养水平的评价指标:全血硒、血浆硒、尿硒、全血红细胞谷胱甘肽过氧化物酶等。

锌营养水平的评价指标:血清锌、红细胞锌、白细胞锌、金属硫蛋白、碱性磷酸酶等。

碘营养水平的评价指标:血浆无机碘、血清蛋白结合碘、血清甲状腺素(T_4)、血清游离甲状腺素、血清三碘甲腺原氨酸(T_3)、血清促甲状腺激素、血清甲状腺球蛋白等。

维生素 A 营养水平的评价指标:血浆维生素 A、血清 β-胡萝卜素、相对剂量反应实验、血浆视黄醇结合蛋白。

维生素 D 营养水平的评价指标:血清碱性磷酸酶、血浆 25 - OHD$_3$,血浆 1,25 -(OH)$_2$D$_3$ 等。

育儿宝典

视频

7-2-3:婴幼儿
营养临床评估
方法

关注儿童体检细节

衣:给儿童体检时,可能要帮其多次穿脱衣服,建议家长选择穿脱方便,可以轻松露出胳膊、肚子和臀的衣服。如夏天可以选择背心、肚兜;冬天里面可以选择保暖内衣、毛衣,外面再穿件防风的棉衣或羽绒服。此外,去医院体检时,建议为婴幼儿穿上纸尿裤。

食:部分体检项目前,医生会提醒家长不要让儿童喝奶、吃饭,以免影响检查的结果。因此,家长可在出门前为儿童准备好奶或早餐,待体检后再给儿童吃。若无须禁食,家长要尽量提早喂好儿童,以免刚进食后体检,儿童因剧烈哭闹而发生呕吐等情况。

住:体检前一天应尽量让儿童早点休息睡觉,睡前可为儿童洗澡。体检当天,应提早叫醒儿童,并根据医院的路程远近,尽量使儿童体检前处于安静、清醒的状态,避免其因睡眠不足而烦躁哭闹,影响体检结果。

行:提前计划并安排好到医院的交通方式和路线。若带儿童乘坐出租车或公交车,要留出充裕的时间,并选择安全的座位;如果医院或社区卫生服务中心离家很近,可使用婴儿推车或直接带着儿童步行前往。

任务思考

1. 简述体格生长评价、膳食调查和实验室检查在评价婴幼儿营养状况时的异同点。
2. 简述体格生长评价的意义和内容。
3. 简述婴幼儿膳食调查的方法和内容。

实训实践

婴儿头围测量实践任务单

任务名称:12 月龄婴儿头围测量

任务要求:正确给 12 月龄婴儿测量头围(表 7 - 2 - 7)。

任务目标:掌握头围测量的正确方法。

材料:婴儿模型、婴儿小床、软尺、记录用的纸和笔。

表 7 - 2 - 7　头围测量操作一览表

任务要点	具 体 要 求	操作表现	改进
准备工作	准备婴儿小床、软尺、记录用的纸和笔		
检查软尺	校正软尺是否无伸缩性		
婴儿姿势	婴儿取坐位		
测量者位置	测量者立于被测者的前方或右方		
头围测量	用左手拇指将软尺零点固定于头部右侧齐眉弓上缘处,右手持软尺沿逆时针方向经枕骨粗隆最高处绕头部一圈回到零点(测量时软尺应紧贴皮肤,左右两侧保持对称)		
记录	读数记录至 0.1 cm		
注意事项	长发者是否先将头发在软尺经过处向上下分开;是否测量两次,两次的测量误差应不超过 0.4 cm		

赛证 链接

单选题

1. 婴幼儿生长发育有连续性和阶段性,年龄越小体格增长越快。生后( )生长最快。

A. 6个月内　　　　　B. 12个月内　　　　　C. 18个月内　　　　　D. 24个月内

（选自《育婴员职业技能等级鉴定题库》）

2. 为患缺铁性贫血的体弱儿准备的膳食除含铁和蛋白质外,还应含( )。

A. 维生素 B_1　　　　　B. 维生素 D　　　　　C. 维生素 A　　　　　D. 维生素 C

（选自《保育师职业技能等级鉴定题库》）

3. 肥胖儿的病因是( )。

A. 活动量小　　　　　　　　　　　B. 饮食量与活动量平衡

C. 饮食量大,活动量小　　　　　　D. 饮食量小

（选自《保育师职业技能等级鉴定题库》）

4. 照顾肥胖儿童应( )。

A. 在孩子能接受的情况下进行　　　B. 让孩子进行运动量大的活动

C. 让孩子少吃东西　　　　　　　　D. 给孩子吃减肥药

（选自《保育师职业技能等级鉴定题库》）

5. 测量婴幼儿身高时,若采用立位应注意孩子站姿应自然,不可过分挺胸,滑测板( )至颅顶。

A. 下压　　　　　B. 轻触　　　　　C. 距离 1 cm　　　　　D. 距离 1 mm

（选自《保育师职业技能等级鉴定题库》）

6. 测量体重的事前准备为( )。

A. 熟悉秤的用法　　　　　　　　　B. 矫正杠杆秤的零点

C. 幼儿需轻身、空腹　　　　　　　D. 以上皆是

（选自《保育师职业技能等级鉴定题库》）

参 考 文 献

［1］刘迎接,贺永琴.学前营养学[M].上海:复旦大学出版社,2010.

［2］李海芸,江琳.幼儿营养与幼儿园膳食管理[M].北京:北京师范大学出版社,2015.

［3］茹荣芳.学前儿童营养与保健[M].北京:清华大学出版社,2019.

［4］张婷婷,刘芳,刘欣.婴幼儿营养与膳食管理:微课版[M].北京:中国人民大学出版社,2022.

［5］中国营养学会.中国居民膳食指南(2022)[M].北京:人民卫生出版社,2022.

［6］中国营养学会.中国居民膳食营养素参考摄入量:2023版[M].北京:人民卫生出版社,2023.

［7］万钫.学前卫生学[M].长沙:湖南师范大学出版社,2000.

［8］周忠蜀.图解专业育儿3:婴儿喂养与食品添加(0~1岁)[M].北京:中国人口出版社,2015.

［9］蒋一芳.0~3岁婴幼儿营养与喂养[M].上海:复旦大学出版社,2021.

［10］崔玉涛.崔玉涛图解家庭育儿5:小儿营养与辅食添加[M].北京:东方出版社,2013.

［11］王玉萍.0~3岁婴幼儿护理与喂养专家方案[M].北京:中国妇女出版社,2016.

［12］宋媛.0~3岁婴幼儿营养与喂养[M].上海:华东师范大学出版社,2021.

［13］童连.0~6岁儿童营养与食育[M].上海:复旦大学出版社,2022.

［14］丁春锁,孙莹.婴幼儿营养与配餐[M].上海:复旦大学出版社,2016.

［15］马悦凌.父母是孩子最好的医生[M].南京:江苏文艺出版社,2008.

［16］中华医学会儿科分会儿童保健学组.婴幼儿喂养建议[J].中华儿科杂志,2009,47(7):504.

［17］于康.宝贝营养信箱—微量元素[J].妈咪宝贝(孕0~3岁版),2014(6):123.

［18］中华人民共和国国家卫生健康委员会.7岁以下儿童生长标准:WS/T423-2022[S].

［19］WS/T586-2018,学龄儿童青少年超重与肥胖筛查[S].

附 录

膳食委员会制度

为贯彻落实习近平总书记关于食品安全"四个最严"要求,以及中央纪委国家监委关于推进中小学校园食品安全和膳食经费管理突出问题专项整治工作部署,根据《学校食品安全与营养健康管理规定》《营养与健康学校建设指南》《"健康XX2030"行动规划》《XX市居民营养计划(2017—2030年)》工作要求,推动广大师生、家长积极参与监督校园食品安全工作,全面提高师生和家长对校园食品安全和营养健康的获得感、幸福感、安全感。拟定膳委会制度具体如下:

一、参与幼儿园供餐用餐管理。协助推动学校校长负责制、集中用餐陪餐制度、集中用餐岗位责任制度落实、推动幼儿园营养健康食堂达标创建,督促各项岗位责任制和各项规章制度建设,确保供餐营养质量和食品卫生安全,满足师生用餐需求。

二、参与每周菜谱、食谱制定。做到营养餐膳食合理搭配,菜样经常更换。定期检查食堂一周菜谱落实情况,督促幼儿园做好食堂财务收支状况公开和每周带量食谱公示等相关信息。

三、参与对食材采购进行监督。协助幼儿园监督落实完善进货查验和索证索票记录等制度;协助幼儿园监督规范供货商米、面、油、蛋、奶等食材质量,严禁风险食材进入幼儿园食堂或校外供餐食堂生产加工;协助幼儿园监督营养食材搭配不合理、不科学;要求食品加工操作流程要规范、留样要合规;协助幼儿园推动食堂"互联网+明厨亮灶"智慧平台、食安数据平台落地运行使用。

四、协助幼儿园监督落实陪餐制度。协助幼儿园落实对供餐饭菜价格、分量、质量和食品安全,以及食堂员工的个人卫生、服务态度等进行监督;协助幼儿园监督落实严禁向学生销售"隔顿""隔夜"剩饭剩菜食用,严禁向学生提供不健康、低营养"预制菜"进校园;协助幼儿园监督师生就餐情况,杜绝师生用餐"不同餐、不同标、不同价"现象;协助幼儿园监督推动"光盘行动"勤俭节约行动,杜绝浪费现象,对不文明就餐行为进行劝导和教育。做好食堂与师生的双向信息沟通。

五、参与幼儿园供餐日常管理和监督。协助幼儿园严格落实"日管控、周排查、月调度"等食品安全管理制度执行力度。协助幼儿园监督落实学生餐费等资金使用管理方面问题(包括监督是否违规将食堂资金用于幼儿园公用经费、用于食物采购配送费、水电暖费、劳务费、宣传费、运输费等公共开支,是否用于教育基础设施建设、食堂维修改造等其他教育支出)。

六、了解和收集幼儿对供餐质量和工作服务的意见和建议,督促幼儿园进行整改,及时通报整改情况,帮助幼儿园改善经营管理,逐步提高师幼用餐满意度。

七、协助幼儿园监督,落实检查幼儿园用餐饮食卫生、环节卫生、供餐从业人员个人卫生安全,严禁食堂从业人员未取得健康证明,晨检制度落实不到位情况下上岗工作;"三防"设施及有害生物防治措施要完善,老化设施设备要及时更换,对设施设备按规定进行清洗消毒、维修保养,严防食物中毒和其他突发事件的发生。

八、依照《学校食品安全与营养健康管理规定》强化对幼儿园供餐工作开展自查自纠、监督检查等。协助幼儿园监督落实膳食资金管理、招标采购、配送运输、食堂管理、落实陪餐制度等各个环节中弄虚作假、暗箱操作、吃拿卡要、优亲厚友、吃回扣拿提成、白吃白喝、以权谋私等问题。

附录二

厨房粗加工区管理制度

为规范粗加工区的管理,依据《中华人民共和国食品安全法》《食品安全法实施条例》《餐饮服务食品安全操作规范》《学校食品安全与营养健康管理规定》《福建省食品安全条例》等法律法规,制定本管理制度。

一、加工前应认真检查待加工蔬菜,发现腐烂变质迹象或其他感官性状异常的,不得加工和使用,并应及时上报管理层;蔬菜洗涤前应先除去黄叶、泥沙等杂物并用流动水进行浸泡,浸泡时间不少于30分钟,水池用完应及时清洗干净。

二、鱼、肉类生、熟加工区域明确,砧板、盛具、刀具均生、熟分开,清洗干净。

三、专池专用,标识清楚,肉类、水产品、蔬菜分池清洗,并及时将水池清洗干净。

四、讲究洗切卫生,对粗加工前的原料必须做到先洗后切,将各种原料按规定要求进行切配,放进干净的专用盛具并摆放整齐,严禁切配装筐后直接落地。

五、砧板使用后应清洗干净、刀具清洗消毒干净后放入消毒刀架柜,容器洗涤干净后摆放在指定位置,各机械设备使用后应及时断电,保持外观干净光亮。

六、加工所产生的废弃物应及时清除,存放废弃物的容器或场地应及时清理,保持加工场所的整洁。

七、所有水池应标识清楚并专用,洗涤工具应在专门的清洗水池清洗。

八、管理要求

1. 区域内无杂物,物品叠放整齐不落地。

2. 垃圾及时清理,下水道通畅无积水。

3. 地板干净无油渍油污。

4. 墙壁、窗户、屋顶光亮无蜘蛛网。

5. 防尘、防鼠、防虫害设施完善。

6. 墙壁、窗户、屋顶光亮无蜘蛛网。

7. 防尘、防鼠、防虫害设施完善。

厨房烹饪区管理制度

为规范烹饪区的管理,依据《中华人民共和国食品安全法》《食品安全法实施条例》《餐饮服务食品安全操作规范》《学校食品安全与营养健康管理规定》《福建省食品安全条例》等法律法规,制定本管理制度。

一、加工前应检查食品质量,变质食品不下锅、不蒸煮。

二、食品充分加热,其中心温度应达到70℃以上,油炸食品要防止外熟内生,熟制品必须充分加热、煮熟、煮透。

三、调味台干净整洁,切配后的食品应整齐摆放在货架上,严禁叠放,菜盘等盛具、炊具按类摆放整齐。

四、严禁厨师直接用炒菜的锅勺尝味,应用专用汤匙或汤碟取汤味。

五、成品应用消毒后的盛具盛装,与原料、半成品分开存放,防止交叉污染。

六、用手拿放消毒干净的盛具时,手不得与其内缘直接接触。

七、保持工作区域的卫生,下班前应将工用具洗刷干净,定位存放,烹饪区无其他杂物,货架干净无水无污渍。

八、管理要求

1. 区域内无杂物，物品叠放整齐不落地。

2. 垃圾及时清理，下水道通畅无积水。

3. 地板干净无油渍油污。

厨房餐饮具清洗、消毒管理制度

食堂使用的餐具、容器、用具不仅用量大、周转快，而且与进餐者直接相关，如果餐具及容器、用具不洁，被病原微生物污染，通过就餐环节，病菌或病毒就会进入体内，造成肠道传染病或食物中毒事故、食源性疾病的发生与流行。为有效防止食物中毒事故、食源性疾病的发生，根据《餐饮服务食品安全操作规范》《食品安全国家标准餐饮服务通用卫生规范》(GB 31654－2021)等文件制定本制度。

餐用具清洗消毒保洁要求：

1. 餐用具使用后应及时洗净，定位存放，保持清洁。消毒后的餐用具应贮存在专用保洁设施内备用，保洁设施应有明显标识。餐用具保洁设施应定期清洗，保持清洁。

2. 接触直接入口食品的餐用具宜按照《推荐的餐用具清洗消毒方法》的规定洗净并消毒。

3. 餐用具宜用热力方法进行消毒，因材质、大小等原因无法采用的除外。

4. 应定期检查消毒设备、设施是否处于良好状态。采用化学消毒的，应定时测量有效消毒浓度。

5. 消毒后的餐饮具应符合《食品安全国家标准消毒餐(饮)具》(GB 14934－2016)规定。

6. 不得重复使用一次性餐用具。

7. 已消毒和未消毒的餐用具应分开存放，保洁设施内不得存放其他物品。

8. 盛放调味料的器皿应定期清洗消毒。

食品仓库卫生管理制度

一、食品仓库实行专用并设有防鼠、防蝇、防潮、防霉、通风的设施及措施，并运转正常。

二、食品应分类，分架，隔墙离地存放，各类食品有明显标志，有异味或易吸潮的食品密封保存或分库存放，易腐食品要及时冷藏、冷冻保存。

三、建立仓库进出库专人验收登记制度，做到勤进勤出，先进先出，定期清仓检查，防止食品过期、变质、霉变、生虫、及时清理不符合卫生要求的食品。

四、食品成品、半成品及食品原料应分开存放，食品不得与药品、杂品等非食品混放；食品库房不得存放有毒有害的物品(如杀虫剂、消毒剂等)。

五、食品仓库应经常开窗通风，定期清扫，保持干燥和整洁。

六、工作人员应穿戴整洁的工作衣帽，保持个人卫生。

厨房工作人员着装管理制度

一、保持良好的个人卫生习惯，勤换洗工作服、鞋帽，不能将个人衣物与工作服混放。

二、不得留长指甲，涂指甲油，佩戴的首饰不得外露。

三、不得披散头发，穿带工作帽时应将所有的头发包裹到工作帽内，防止在操作过程中头发外露、掉落。

四、操作前应穿着整洁干净的工作服、鞋帽以及工作牌进入工作区。

五、不得穿着短裤、拖鞋、凉鞋等避免烫伤、滑倒事故的发生。

六、食品处理区内的从业人员不宜化妆。

七、做好个人更衣柜保洁工作,需换洗的工作服、鞋帽及时进行清洗归位。

膳食工作流程管理制度

托育机构膳食工作流程包括多个环节,每个环节都应根据膳食工作的特殊性建立科学规范的制度,以保证膳食工作正常运行,如食品采购索证制度、食品验收储存制度、食品加工制度和配餐制度等。

食堂食品采购索证管理制度

为了加强学校食品卫生管理,落实食品原料的溯源,提高学校食品卫生安全水平,保障师生身体健康,特制定本制度。

一、指定专职人员负责食品索证及台账记录等工作。

二、进行采购索证和进货验收的食品包括:①食品及食品原料(如食用油、调味品、米面及其制品等);②食用农产品(如蔬菜、水果、豆制品、猪肉、禽肉等);③省级以上卫生行政部门规定必须索证的其他产品。

三、到证照齐全的生产经营单位或市场采购,并现场查验产品一般卫生状况和包装、标识,购买符合国家相关法律、法规、规定的产品。

四、从固定供应商采购食品时,索取并留存供货商的资质证明,与供货商签订保证食品卫生质量的合同。

五、采购食用农产品时,索取销售者或市场管理者出具的购物凭证。

六、采购生猪肉时,查验确认为定点屠宰企业屠宰的产品及检疫检验合格证明,并索取购物凭证。采购其他肉类查验检疫检验合格证明,并索取购物凭证。

七、采购的食品在食品入库或使用前要核验所购食品与购物凭证,符合后经验收人员签字认可后入库或使用,对验收不合格的食品注明处理方式。

八、妥善保管索证的相关资料和验收记录,不涂改,不伪造,其保存期限不少于食品使用完毕后6个月。

食品验收储存制度

一、按标准验收食品

1. 所有食品供应商须具备合法经营资质,提供有效的营业执照、食品经营许可证及食品安全相关证明文件。

2. 验收时应对食品的外观、包装、标签、生产日期、保质期等进行检查,确保食品无破损、无污染、无过期。

3. 检验时应通过视觉、嗅觉、触觉等方式,检查食品的颜色、气味、质地等是否正常,符合食品安全标准。

4. 对于部分高风险食品,如肉类、海鲜等,应要求供应商提供近期由第三方检测机构出具的合格检测报告。

二、规范做好验收记录

1. 验收过程中,应详细记录供应商信息、食品名称、规格、数量、生产日期、保质期、验收结果等。

2. 采用电子系统记录验收信息,便于查询与追踪,确保信息的准确性与完整性。

3. 验收记录应定期归档保存,以备审计与检查。

三、严把食材储存环境

1. 储存区域应保持干净整洁,无垃圾、无积水,定时进行清洁消毒。

2. 关键出入口,设有不少于 60 cm 高的挡鼠板,窗户设有纱窗,防止鼠类、昆虫等有害生物侵入储存区域。

3. 储存区域应具备良好的通风与照明条件,确保食品不受潮湿、霉变影响。

4. 按类别储存食材:根据食品性质(如生鲜、干货、调料等)进行分类储存,避免交叉污染;在储存区域内设置不同区域,分别存放不同类别的食品,确保食品储存的有序与安全。

5. 对于需要冷藏或冷冻的食品,应设置适宜的温度范围,并定期进行温度监测与记录。

6. 根据食品储存需求,调整储存区域的湿度,防止食品受潮或干燥。

四、定期巡检

1. 储存区域应每日进行巡查,检查食品状态、温湿度情况、卫生状况等。

2. 每月对储存区域进行全面检查,包括食品保质期、储存条件、标识管理等,确保储存安全。

3. 发现任何食品安全隐患或问题,应立即采取措施进行处理,并向上级汇报。

食品加工制度

一、合理区分加工区域

1. 食堂加工区域合理划分为原料储存区、粗加工区、细加工区、烹饪区、熟食间等,确保各区域功能明确,避免交叉污染。

2. 各区域设置明显的标识牌,明确区域用途与操作规范,方便管理与监督。

二、确保加工工具、容器卫生

1. 为不同食材的加工配备专用的刀具、砧板、容器等工具,避免交叉使用导致的污染。

2. 定期对工具、容器进行清洗与消毒,确保其清洁卫生,减少细菌滋生。

三、严格做好食材加工

1. 根据不同食材,制定详细的食材加工操作流程,明确每个步骤的操作规范与注意事项。

2. 按照先清洗、后切割、再烹饪的顺序进行加工,避免交叉,减少污染风险。

四、做好加工卫生清洁

1. 每天对食堂加工区域进行彻底清洁,包括地面、墙面、工作台等,确保环境整洁。

2. 加工人员要按要求穿戴整洁的工作服、帽子、口罩等,保持个人卫生,防止污染食材。

五、严格遵守食品添加剂规范

1. 严格按照国家法律法规使用食品添加剂,确保添加剂的种类、用量符合规定。

2. 详细记录食品添加剂的使用情况,包括名称、用量、使用时间等,便于追溯与检查。

陪餐制度

1. 陪餐人员包括幼儿园园长、行政人员、家长志愿者及食品安全管理人员。

2. 制定详细的陪餐轮值表,确保每天由不同人员组成的陪餐团队进行陪餐。

3. 鼓励家长自愿报名成为陪餐志愿者,每学期至少安排一次家长陪餐活动,增进家园沟通。

4. 陪餐前应检查餐厅卫生,包括餐桌、地面、餐具的清洁度;检查食物的新鲜度、卫生状况及烹饪过程是否规范操作,符合食品安全标准。

5. 陪餐时需品尝幼儿餐食,评估口感、营养搭配是否合理。

6. 要详细记录陪餐过程中的所见所闻,包括幼儿用餐情况、餐具清洁度等。

7. 要与幼儿互动,了解他们对餐食的喜好与意见,并向园方及时反馈。

8. 陪餐后,要及时填写陪餐记录表,详细记录陪餐时间、人员、菜品、问题及改进建议。

图书在版编目(CIP)数据

婴幼儿科学营养与喂养/陈雅芳,颜晓燕总主编;
林娜主编. --上海:复旦大学出版社,2025.7.
ISBN 978-7-309-18026-8

Ⅰ. R153.2

中国国家版本馆 CIP 数据核字第 2025D8Q035 号

婴幼儿科学营养与喂养

陈雅芳　颜晓燕　总主编

林　娜　主　编

责任编辑/高　辉

复旦大学出版社有限公司出版发行

上海市国权路 579 号　邮编:200433

网址:fupnet@ fudanpress.com　http://www.fudanpress.com
门市零售:86-21-65102580　　　团体订购:86-21-65104505
出版部电话:86-21-65642845
上海四维数字图文有限公司

开本 890 毫米×1240 毫米　1/16　印张 8　字数 247 千字
2025 年 7 月第 1 版第 1 次印刷

ISBN 978-7-309-18026-8/R・2185
定价:35.00 元